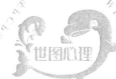

U0261003

Finding the Inner Parent

Michel Claeys

内在父母与内在小孩的拥抱

成长与疗愈的超个人心理策略

[比利时] 米 杉 著

倪男奇 译

世界图书出版公司

北京·广州·上海·西安

图书在版编目（CIP）数据

内在父母与内在小孩的拥抱：成长与疗愈的超个人心理策略 / [比利时]米杉著，倪男奇译. —北京：世界图书出版公司北京公司，2013.1（2023.8重印）
ISBN 978-7-5100-5493-8

Ⅰ.①内… Ⅱ.①米… ②倪… Ⅲ.①精神疗法②心理治疗 Ⅳ.①R749.055 ②B846

中国版本图书馆CIP数据核字（2012）第 292636 号

内在父母与内在小孩的拥抱
成长与疗愈的超个人心理策略

著　　者：[比利时]米　杉
译　　者：倪男奇
责任编辑：曹　文
策划编辑：于　彬

出版发行：世界图书出版公司北京公司
地　　址：北京市东城区朝内大街137号
邮　　编：100010
电　　话：010-64038355（发行）　64015580（客服）　64033507（总编室）
网　　址：http://www.wpcbj.com.cn
销　　售：新华书店
印　　刷：河北鑫彩博图印刷有限公司
开　　本：787 mm × 1092 mm　1/16
印　　张：16.5
字　　数：207千
版　　次：2013年1月第1版　2023年8月第5次印刷

ISBN 978-7-5100-5493-8　　　　　　　　　　　　　　定价：36.00元

前　言

现代心理学如何从关注疾病发展为关注健康

　　心理学的出现是过去这一百多年最为重要的发展之一。自从一百多年前，以在维也纳的西格蒙德·弗洛伊德为主的心理学的早期发展为开端，心理学已经成长为一个21世纪人类关心和开展活动的重要方面。越来越多的人对这个学科敞开怀抱，探索转化的工具，希望找到获取健康、疗愈和完整的法宝。

　　心理学在20世纪的发展历经了几个不同的阶段。我们可以说主要有四种浪潮，每种浪潮至今依然活跃。它们代表了四种不同的势力，它们之间更多是互补关系而非竞争关系。尽管它们对人的理解相差甚大，但它们都对心理学做出了不可估量的贡献。

"第一势力"产生于弗洛伊德的精神分析基本理论，以及后来的阿尔弗雷德·阿德勒、荣格、艾瑞克·弗洛姆、奥托·兰克、梅兰妮·克莱恩和其他很多心理学家的研究和理论。精神分析主要致力于研究驱使行为发生的潜意识动机。目的首先是发展一个理论，其次是发展一个治疗方法，即能够更好地理解和解决心理失调。另一方面，行为主义来源于巴甫洛夫的研究，其主要研究对象是产生行为的条件过程。行为主义成为了西方学院派心理学的基础，并被普遍认为是心理学的"第二势力"，即认知—行为心理学和定量研究。这两股势力发展了主要以"疾病为导向"的心理治疗方法，目标旨在识别心理健康问题的临床治疗方案。这个范围不包括普通人群想要改善自身健康和获取成功的内容。

在 20 世纪 60 年代，随着"人类潜能运动"的广泛兴起，一个更为整体化的心理学流派出现了。亚伯拉罕·马斯洛和卡尔·罗杰斯等人致力于发展出一种关注人的独特议题的心理学，比如自我实现、希望、爱、创造力、存在、个性以及"意义"。人本主义心理学为我们提供了一种对于人类经验的人性特质的更好的理解，被认为是心理学发展中的"第三势力"。人本主义相信，人作为一个个体，都是独一无二的存在，所以心理学家和精神科医生都应该以这样的视角来看待和对待每一个人。人本主义关注人的潜能，强调个人成长和自我实现的重要性。人本主义心理学的基本信念是：人性本善，人的各种心理和社会问题是人偏离自然本性而导致的结果。所以，人本主义心理学家把重点放在个体的需要和动机上，认可人的选择，治疗的中心聚焦在来访者自我引导的能力上，理解其个人的成长。人本主义心理学的视角超越了心理学的疾病医疗模式,开启了一种以"健康"为导向的非病态的眼光来看待人的视角。治疗师淡化来访者生活中的病态方面,转而去关注那些健康的因素。这种态度有利于祛除与心理治疗连带的某些耻辱感,让正常、健康的人们也愿意接受心理治疗,通过丰富多样的自我成长、疗愈的方法来探索他们的才能和潜力。

一个更为开阔的视角

这种对人的"美好"、健康本性的认识为心理学的"第四势力"奠定了基础,那就是"超个人心理学"。心理学的前三次浪潮都主要关注个人(无意识、环境)以及人类心理的个人方面的因素,而"第四势力"却整合了人发展过程的整个范畴——从人格到"超越"人格的各个方面。虽然荣格和其他一些心理学家也探索了灵性和超个人的方面,西方心理学却习惯性地忽视人类心理中的灵性层面。超个人心理学则不再否认人本性中"超验"的部分,而是通过认可、研究和理解心理中的灵性面,为临床治疗开拓了新的视野。

在西方心理学的前几次"浪潮"中,有些议题是尚未得到处理的,比如神秘体验、濒死体验、通灵开启、启动昆达里尼(拙火)、灵魂附体、多重人格、特异功能、意识状态改变、催眠状态、深度冥想,等等。所有无法解释或理解的问题都被忽略了。更糟糕的是,这些西方心理学派倾向于将超个人体验病态化。比如,(非正常地)听到某些声音通常被认为是幻听,被归类为精神分裂的症状之一,从而排除特异功能的可能性。因为缺乏了解导致无法区分精神问题和真正的超个人体验。

超个人心理学则能为我们提供一个更宽广的视角,让我们了解我们真正是谁,让我们更好地看清人的不同层面的体验。"超个人"这个词的意思是"超越人格",或是"超越面具",它指的是我们的存在中的一个更深、更高、更广的层面,与整体更为合一。从超个人的视角来看,我们的所谓"人格"只是一个对更大的存在——即"本性"、"本质的自我"、"更高的自我"——的局限性(而且常常是歪曲的)表达,这个"本性"是我们最根本的源头,是我们无时不在的无限资源,也是我们最终的目的地。人格被视为我们"具体化"的面向,通过身体、情绪体和思维体发生作用。它包括我们的记忆和经验,感受和信念模式,我们的角色、习性、功能模式、特性、技能……人被视为一个多面向的存在,其中不同层面的意识和体验相互渗透,有意识的自我只是这些诸多面向中的一个。关键的问题是:我们"真正"是谁?我们多面向的自我中,哪一个部分是最"真"的,最根本的?我们在社会中、在家庭里、在关系里戴上面具,并且我们还会对自己都戴上面具,这些面具只会让我们和真正的本性分离。我们把自己装进错误的认同里,让自己活得很狭隘,而其实正是这些认同导致了我们的无力感、痛苦和无知。反之,我们和**本性**联结对于解决问题最有价值。事实上,这也是得到真正的疗愈和成长的唯一方法。因此,超个人心理咨询和治疗中关注的焦点是找回本性和潜能,不仅是我们作为"人"的潜能,还有我们的"灵性"潜能。

因此,用图表来表示(请见文字后的图表),我们可以说现代心理学的前三次浪潮关注的是人类的人格层面,并寻求解除人的痛苦的方法。精神分析探索的是内在的潜意识动机;行为主义主要研究外在的刺激物;人本主义又把关注的焦点拉回来,集中在人的成长过程本身,探索人如何向自己的情绪敞开,平衡心智、身体和情绪,达到和谐的状态。但这些都完全停留在"人格"的层面。在第四次浪潮中,我们终于发现可以通过祛除对人格的认同,带着爱来接受人格的存在,同时又超越它的限制,我们可以得到彻底的改变并为自己赋予力量。情绪是能量,思想和信念是能量,而身体只是一个载体,它让我们体验生命,让我们作为人进行各种活动。它也可以对那个更深的存在做出回应,是这个更深的存在保持了肉身的生命力和健康。"我们真实的身份"就是那个纯净意识的**存在**,是光和爱,是做出(或不做)选择并充分引导(或不引导)我们生命**体验**的部分,但却不同于体验本身的部分。痛苦是那个内在联结断掉的结果,而我们可以通过重建联结实现疗愈。

　　基于研究,超个人心理学发现大脑并不是意识产生的源头。大脑只是意识和身体之间的一个复杂而精密的界面。大脑是信息的接收器,信息在这里被翻译成电信号,这电信号就按照我们"意识"的指示让身体运作。显然,这个"意识"要比我们的头脑意识——也就是我们在正常的清醒状态下的意识,宽广很多。头脑和意识可以被清楚地看做两个不同的事物。意识包括很多不同水平的觉察,有些是超越于我们大多数人在这个肉身条件下所能达到的觉察。

　　长久以来,现代科学深陷于一种机械化地看待生命的困境里,而超个人范式是一个很大的进步,它为脱离这个困境建立了扎实的基础。超个人范式打开了整体、多维科学的大门,终于认识到生命其实是不同层面的存在复杂交互作用的结果,这些层面包括物质的和非物质的、线性的和非线性的,而且它们都存在于且同时又超越了我们对时间和空间的相对感知。它视生命为一个系统的存在,是源于意识的能量的呈现。宇宙是能量,能量是意识。借由这些洞见,超个人观点有所突破进入到科学的舞台上。它不是宗教或哲学,也不再是一个简单的信念。它是科学,在很多学术领域都获得了被认可的地位。它开启了一个完整的方法,一个非线性的整合的观念,为所有研究领域的进一步发展提供了重要的新的可能性。

考虑到心理学目前的发展,我们必须承认超个人心理学,如同本书所包含的内容,并不完全属于我们所谓的"准确的科学"的范畴。我们在处理人类科学方面还处于早期的发展阶段。它可能有科学的基础,但它位于生物学、物理学及化学之上。它处理的是个人的成长与疗愈的过程。超个人心理学提供了一个范式,一种理解生活和意识的视角,即一种连贯的、基于经验和研究同时又保持开放的态度。每个人都可以自我决定自己在这个方面走多远、走多深,每个人都可以发展自己的工具和方法。

如果你已经阅读至此,你一定能够理解本书开始的要点。这是关于灵性心理学的下一代科学,这是关于具体成长和疗愈过程的实操回答。

为什么写这本书?

超个人心理学为我们提供了一个框架,一系列的咨询工具方法在更为清晰地理解我们是谁及我们往哪里去的指导下得以整合应用。但究竟如何理解我们的超个人自我、我们的本性?如何用这个概念进行工作?我们如何切实地进入到那个我们能够享受到内在资源的内在空间来体验生活,而不是忍受无力的痛苦?如何联结有力量的内在空间?如何引领他人去联结?……这是更多教育和疗愈方法需要发展和应用的所在,这正是本性治疗和超个人教育的关注所在。这也是我想要探讨的问题,在本书的相关章节我会尽可能实操地予以阐述澄清。

对那些了解我和我的工作的人而言,他们知道我已经写过一本回应这些问题的书①。但在这里,我想要在理论概念和实操应用方面都走得更为深入。我的治疗方法在这些年里已经持续成熟,我的教学方法亦是如此。看起来有些基本概念和程序需要进一步的澄清,这正是我要在这里提供给大家的。

除了这些目标,我还想要看看当下这个地球上的转化模式,既包括个体的,也包括群体的。人类看起来正处在历史上的一个让人陶醉的转折点,人类个体自身处在成长与寻找新的平衡的压力之下。在世界的所有角落,人们都出现了一个提升了的探索自身身份的意识,都在面对并处理当前的挑战。尽管看起来我们仍然处在相当混乱和不安全的环境中,但一切绝对不只是我们眼睛所看到的部分(当我们看电视新闻时!),有些事情在发生,就像是新生,是一个觉醒的过程。在我们背后的究竟是怎样的驱动力?我们该如何理解发生的是什么?这一切会把我们带到哪里?具体来说,下一步到底是什么?……我希望这本书也能澄清这些问题,不仅能给我们带来启示洞见,同时也能给我们的心带来希望和愉悦。总而言之,也就是我们能够回到那个内在空间,那个我们可以称为我们真正的**家**的地方。我们与更好的生活的距离其实比我们认为的更近。其实它就在那里,等着我们迈步踏入。

最后一点提醒:读者或许会发现并不是所有章节都是一样的启发灵感、鼓舞人心。有些章节确实更为偏重技术,有些则包括科学的发展,有些(特别是最后一个章节)则深入探讨咨询或教育策略,这些对非专业人员而言可能兴趣不大。如果你感觉想要跳过,就自由跳过

---

① 《由心咨询——心理治疗中的超个人范式》。

即可。

现代心理学的四次浪潮

第一次浪潮:精神分析

目的:通过对无意识过程和内驱力的洞察改变问题行为。

治疗:谈话治疗;

探索过去经验;

回溯被压抑的创伤的潜意识记忆;

探索梦。

第二次浪潮:认知—行为主义

目的:通过认知重建和暴露(对压力的体验)来发展出新的、更恰当的反应,已达到改变的目的。

治疗:识别认知偏见;

重建信念模式;

探索新态度、新选择(包括放松、减压、控制情绪,以及控制思维)。

第三次浪潮:人本主义心理学

目的:以人为中心。采用乐观、非阐释性、支持性的方法,通过重获自我价值导致改变,为来访者赋力。

治疗:在当下探索感受、想法、动机和选择;

敞开面对身体里的感受;宣泄情绪;

寻找内在资源;重构视角;识别新的选择。

第四次浪潮:超个人心理学

目的:通过重新找到**本性自我**实现改变。明确身份和更高的目的,在**本性**中锚定。

治疗:在当下进入内在空间;

　　　　和内在资源性的自我(内在父母)认同;

　　　　祛除对内在受伤的空间(受伤的内在小孩)的认同;

　　　　转化情绪能量;

　　　　澄清意愿;

　　　　爱是疗愈过程中的主要力量;

　　　　无条件的接纳;系统的合一性……

　　本性治疗是一种折中的治疗方法,在超个人理解的范式下,它在对我们是谁、从哪里来、往哪里去这些问题上,运用了四种势力的诸多要素。

　　本性治疗扎根于人本主义潮流(格式塔、自我状态治疗、身体中心治疗、焦点问题解决法等),它将咨询的焦点集中于内在工作,而不是仅仅运用谈话的形式。除了倾听、共情和给予支持以外,咨询师还给来访者提供必要的指引,帮助来访者识别和进入到自己不同的内在空间(受伤的内在空间和资源性的内在空间),并学习如何对不同的内在空间进行工作,学习如何重新获得力量。咨询师要教授一些技巧,而非聚焦于解决具体问题。本性治疗提供简单而有效的程序来转化情绪能量,让来访者从未解决的情绪模式中挣脱出来,重获自由。

我怎么知道？

　　在看具体的成长或疗愈的策略之前,我们需要澄清一些看起来至关重要的概念。在前言里,我已经提到了超个人视角。不过,我想对这一点再探讨得稍微深入一些,以便能够提供一个对我们人性本质的清晰理解。我们会看到,这对成长和疗愈过程的理解及工作会产生重大影响。本书的有些章节看起来也许有点理论化，但在我的经验来看，澄清这些概念是非常有帮助的。新的洞见为我们提供了理解意义、动机，以及做出更适当选择的机会。个体常常持续陷入困境是因为他们对自身是谁、要去哪里、能真正获得什么的理解过于局限。既然我们的想法创造了我们的现实，我们就必须要能够澄清这些问题。这对咨询师亦然。咨询治疗工作本身可能并不要求对来访者进行任何理论讲解，因为我们知道最好是通过提供体验而非解释概念来促进成长。但对咨询师自身而言，当他对我们所要阐述的概念有一个清晰的理解后，他将会对他要去哪里、他的角色所涵盖的意义看得明白许多。

现在，有一个很大的问题需要考虑：我是怎么知道我在谈论的这些的？为什么我有这样的权威可以来谈论这些重要的议题？我的这些信息来自哪里？这些信息是可靠的吗？为什么这些要比其他来源的信息更为准确？……

首先请允许我说说自己。我在写这些时恰好 60 岁。我早在十几岁时，就在搜寻一些重大问题的答案，诸如"我是谁？""我们为什么要在这里？""是不是在什么地方的确有个上帝？""生活这场游戏真正是为了什么？"……我已经找到了一些答案。我查阅探索了大量的东西方传统的文献与教义，其中很多好像是给出了一些答案，但未能令我真正满意。然而也有一些让我整个身心为之一震，那种呼应、那种激动似乎在告诉我，那是正确的。我研究了心理学、哲学、科学领域里那些革新的作者们，人数太多不在此一一列举。我也探索了那些所谓的接收来自"更高层面"的心灵感应②信息的人士的著作，这些内容超越阻挡

---

② 通过灵媒倾听。

我们本真的"面纱",有些看起来值得信赖、鼓舞人心,而有些则不是。我在一个灵性社区生活过,并在那里练习冥想。我曾不止一次陷入绝望,不知道生命中的下一步要做些什么;然而也曾收到过神奇的礼物,令人惊讶的共时性,清晰地指示一切都很好,我其实正在正确的轨道上前行。

所以,请让我告诉你:不要相信这里所写的任何东西。我肯定不是要你以任何方式认为只有我知道而你不知道。与之相反,我只是邀请你"感受"所有这些是怎样与你的深层存在进行共鸣的。如果感觉对了,请继续在这个方向进行探索体验,为你自己去核对检验。如果感觉不对,就去寻找任何你感觉更好的地方。我并非声称在传递任何绝对真理,但我确实要说出我自身对我所理解的东西的感受:它深深地赋予了我及我整个生活以力量。它的确可行,在发挥作用,不仅对我,对我的来访者亦然。

我在此与你分享的视角观点,与很多不论是灵性的还是心理的教诲或方法不谋而合。它与超个人心理学领域内已经在做的或在教的很多内容相一致,尽管可能有些不同的声音或不同的实操工具。我个人受到很多不同的流派方法的启发,特别是精神综合法(20 世纪中期由 Roberto Assagioli 发展)以及"克里昂(Kryon)"(在过去的 20 年由 Lee Caroll 通灵)。我的观点同时还跟随泰亚尔·德·夏尔丹(Teilhard the Chardin,中文名"德日进")及室利·阿罗频多(Sri Aurobindo)在哲学领域的著作(《我们到底知道多少》),戴维·玻姆(David Bohm)(《整体性与隐缠序》)在科学领域的著作,以及量子论及量子意识领域的新近贡献。尽管人们对这个的兴趣在增长,而且越来越多的人在追随,但显然并不是每个人都同意这一观点。本性的存在、能量领域以及量子意识可能被主流的科学团体认为是空想或幻想而加以抛弃③。谁在乎这些！潜意识、超意识也是，大多数的灵性经验或是我们的梦所包含的信息也是一样……不过只要你开始自我核对：你会看到，生命要比它第一眼看起来包含更多的东西。我在这里要与你分享的是极为让人着迷的东西，它包含了一个人可能会想到的所有的基本问题。我希望这些会帮到你澄清你是谁，你在哪里，你要往哪里去。不论你是否采纳，这第一章的目的只是要为第二部分提供一些组成其概念框架的要素，也就是关于成长与疗愈的要素。

---

③ 主流科学认为，任何不能证明的（被接受为"科学"的方法）就是不存在的，而任何可以科学实证的就被认为是确实的。而在我看来，相反的亦是正确的。只有一个绝对的确实，我们对现实的某些方面还没有或还不能认知或理解。因此，任何我们认为我们知道的都应当被认为是不完整的或有偏差的。所以，知道我们的无知并保持开放，比认为我们知道即抓住已有知识为绝对真理，要远远"科学"得多。

目 录

第一部分　理解我们是谁

第二部分　成长和疗愈的实操内涵

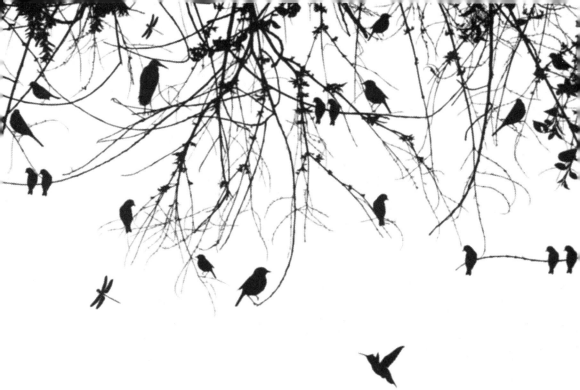

第一部分

理解我们是谁

1
我不是什么:人格

我们人类的人格是一个动态的、有活力的存在,我们常态的觉醒意识待在其中体验着生活。基于我们的遗传基因,个体和群体的记忆,后天获得的技能,我们生理、情绪和智力的功能模式,组成了我们个人的特征。我们所有这些不同方面的生命经验并非永恒不变,实际上它们处在不断地变化当中。人格并非我们真正所是,它并不包括我们的意识。人格是我们生命的一个媒介,是我们生命这趟旅程所要携带的,包括我们所需的所有行李。人格与本性正好相反,本性是驱使我们去经历体验的那部分。

我们可以从以下几个不同的角度来看待人格:

(1)人格有我们觉察到的要素(即我们的意识可以触及的部分),也有我们不能觉察到的要素(即不能或难以触及的部分);

(2)人格由一系列次人格或子人格组成,即有自身特点的内在状

态,我们连续不断地从一种情境体验进入到另一种状态;

(3)人格有一套心理功能让我们可以在这个世界上体验生活;

(4)人格有三个部分的结构:身体、情绪体、思维体。

1.1 意识和潜意识

我们都知道,人格受到意识和无意识要素的影响(见下图2.1)。中间的圆点代表自我,也就是觉察的那个点,"我是"那个意识,作为协调和整合人格的中心。那个觉察的点,即自我,总是且只是处在当下那个时刻,能够从一个水平的经验垂直进入到另一个经验。它来自于另一个层面维度(我们的本性自我),却可以让我们与自己人格层面的经验会面,那种感觉就好像是一个人从开着车窗的车里往外窥视,在车四处移动时他感觉全然待在车里,但是它的主体却是在车外。

自我有着多个维度层面,可以从一个层面的实相转入到另一个层面。我们都能感觉到的最明显的经验就是,当我们从梦中醒来时,从那种完全不同性质的时空维度醒来后,回到三维躯体中的那种感觉。

在任何一个时刻,一个人的人格意识都在接收或联结由感觉、记忆、想法和感受等组成的不同类型的信息。这些是图的上半部分,是清晰明确的部分。人格同时还由一些技能和特质,以及与我们生活中不同角色相关的行为模式组成,而这些就是不同的子人格的显现。

在水平线以下的是那些我们随时会忘记的人格要素,但却是我们的意识很容易联结的部分。这些包括存在那里可用却并没有使用的记忆和技能,是那些潜在而没有充分发展的部分。

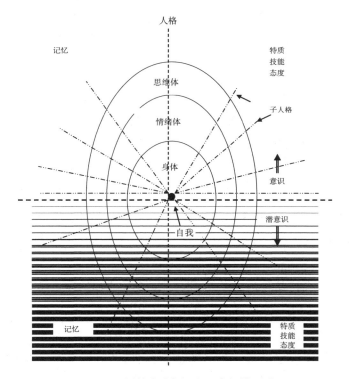

图 1.1 人格受到意识和无意识的影响

　　再往下的那部分,即在更深色的区域,是更难以触及或被压抑的信息、记忆和驱力。这部分深层的无意识包括了个人的历史,还包括超越于个人历史的群体记忆,甚至是人类整体过往的经验,即创伤痛苦以及学习获得的才能技艺。我们深层的无意识可以抵达我们称之为更高层的无意识,那是个体才能和潜能休眠而有待开发的部分。当这些无意识元素被带领到意识领域里,并且可以整合到一个更丰富扩大的身份里的时候,人格就发展到了一个新的整合水平。

1.2 子人格

　　人格内化整合了一系列我们在生活中经由不同角色习得的技能、特质及行为模式,这些以不同的"子人格"在发挥着作用。

　　子人格是我们在生活经验中从某个人格特质或人格面向转向另一个特质的一个概念化名词。在一天当中,我们可能连续体验到不同的角色,从一个专心致志的驾驶员到一个有着高度技能的专业者,或一名严厉苛刻的教师、一个害羞的社交者、一个充满激情的恋人、一个温柔的父/母亲、一个敏感的孩子、一个慵懒的电视观众、一个强迫性的网游玩家、一个技能娴熟的运动者,等等。

　　每个子人格都是由一系列不同的认知系统和情绪来运作的。每一个都倾向于表达特定的态度、技能、特质和功能模式。虽然一个子人格只是人格的一部分,但我们却会完全认同其中,把它的需要和观点放在一切之上。子人格经常呈现出无意识的动机,从而损害了作为整体的人格。

　　子人格的概念在我们的梦中得到清晰的呈现反映。我们知道所有梦境中的人物通常都是代表梦者内在的不同部分。梦中"我"的视角只是在那个特定情境中我们人格所认同的那部分,而梦中其他的人物则代表我们不认同的内在部分,有时甚至是我们还没有认可识别的部分,或者我们还不知道而我们拥有的部分。

　　通过认可子人格并为之命名,祛除对子人格的认同,与其对话,子人格潜藏的需要及更高的品质就会变得愈加明显。子人格歪曲的行为得到转化，能量得到释放，而这些都将使当事人整体受益。

就好像一辆小汽车由一个技术拙劣的驾驶员、技术一般的驾驶员或技术高度娴熟的驾驶员驾驶一样，人格这辆马车也可能受到个体不同方面的驾驭，这当然对个体表达出来的特质有重大影响。当人格受到一系列的子我（Sub-selves）驾驭时，人格就会被分离或冲突，无法整体一致地运转。如果人格由核心的自我驾驭，人格就会以更为统合一致的方式运转，能够觉察到自我和他人，感觉到更多内在的自由和选择。当人格由高我（Higher self）掌管，人格就能够在其最高最好的水平上运转。

1.3 人格的心理功能

人格是我们生命的个性化了的工具，它有自己的目的。当人格受到一个充满力量的自我推动时，它会表现很棒，实现很多的功能，让我们可以：

(1) 通过我们的生理感觉去感受这个世界；

(2) 通过动作、行为、互动与我们的环境及他人关联；

(3) 通过情绪感受发展出对这个世界个性化的感受知觉；

(4) 体验内驱力、需要和欲望；

(5) 通过思维过程去评估世界：思想、分析、概念化；

(6) 通过储存和联结记忆获得经验和学习；

(7) 发展新技能；

(8) 学习新事物；

(9) 积累经验；

(10) 保持身体健康和平衡。

没有人完全或永远处于黑暗中。如同乌云不会处于一个静态或固态的状态，阻止我们本性自我存在的内在障碍也不是一个永久或固化的经验，而是处于不断地波动与变化中。我们可能发现自己在某个时刻感受到平和安宁、富有爱心，而在另一个时刻则充满恐惧、心烦沮丧。我们的生活在高潮与低谷之间波动变化，我们在内在的光明与黑暗之间体验生活。

当我们的内在之光抵达我们的人格，就会表现为一些我们很容易识别的积极正向、令人舒服满意的特质。当人格被切断了与内在之光的联结，就会表现为我们所认为的有问题、不舒服、不想要的一面。

1.4 三个人格工具：身体、情绪和思维

第四个将人格概念化的主要方法是承认人格是由三个部分组成的结构——身体、情绪和思维，自我总是作为整合的中心存在。这三个方面都是体验和学习的具体的媒介工具。它们也是自我表达的途径，是人往外界延伸的工具，是人与他人分享生命的工具。

我们在此再次看到生活与成长的目标，就是这三个方面统合协调的一个过程。这里就有一个需要，即认可和疗愈人格中的冲突或分裂。人格中的所有部分都在进行深层的交互作用，思想产生情绪，内在冲突导致身体不平衡。一个典型分裂是身心的分离，也就是我们过度看重头脑，而忽略心灵的指引，甚至是身体的信息。另一个典型的分裂是思

维和情绪的分裂,即我们倾向于忽略我们的感受。所有这些都会导致压力和痛苦。

我们生命经验的这三个层面并不是抽象的概念。它们是真正的"工具",是依据具体规则运转的结构化的一个"体",依据具体的成长模式在发展,为了运转良好也需要达到一个特定的平衡。这三个方面从根本上说和所有事物一样都是"能量",我们会在能量心理学一章里有更多探讨。我们知道物质从根本上来说就是振动着的能量,情绪和想法也是如此。也许它们和物质能量并不是完全一样的特性,也许它们更为精微,更难以用我们的科学仪器捕捉和测量。我们知道科学依然在测量情绪或思维能量方面处境尴尬。不过,我们可以感觉这些能量,有些人还能看到这些能量。我们的身体、情绪和思维就像是三个不同层面的能量,我们在其中同时运转。这些不同层面的能量相互渗透,相互影响。

这种多维性让我们可以更深入地去看待这个观点,即人这个存在是同一时间在很多不同的层面运行,可能比这三个最为明显的方面还要更多。在我们这个三维人格水平之上,至少还有一些甚至可能很多其他层面的现实,那些也都是我们的归属所在。这些"更高的层面"只有在我们能够触及它们的时候,才会被有意识地联结,这也就是我们所谓的"超个人"的经验,是超越于人格的经验。但这种经验总是在当下发生。它们是为我们提供意识、意愿和方向的那个层面的存在。

必须要指出的是,我们人格的三个"工具"都有意识和潜意识的部分。我们显然拥有意识和潜意识的情绪内容,也拥有意识和潜意识的认知模式和记忆,但这对我们身体层面也是如此。我们也许觉察到我们某些身体的部位和功能,但我们在很大程度上对我们大部分的生理功能没有觉察。大多数的功能尽管看起来高度娴熟,甚至富有"智能",但都是在无需意识的干预下完成自己特定的任务。因此,显而易见,我们"更高的本性"是与我们的人格工具密切关联,这也是为什么许多人确认本性可以通过身体来加以联结。我们在讨论 DNA 的具体作用时会看到(见下一章),并有足够充分的理由来支持这个主张。

2

我是谁：自我

自我就是我们会说"我"的那一部分。它是我们的意识，也是一种意识到我们是谁的能力。它是我们生活经历的中心，并能把所有的经历汇集为一个整体。

这部分显然是我们存在的最基本的组成部分，也是最难理解的部分。尽管它只存在于当下的这一刻，但它仍有可能与一个多层面的现实相联结。就像塔楼里面的电梯可以从地下室到最高的楼层上下移动一样，自我也可以上下移动。这就是我们如何得以访问和激活其他水平的资源，而不仅仅是停留在我们所关注的资源上。然而，人格维度仅只代表我们可以进入的一组水平，意识状态改变（Altered states of consciousness）和高峰体验表明还有更多层面。这就是为什么我们可以区分低层自我和高层自我，"人格"自我和"超个人"自我。

就像我们在引言中已经提到的，"超个人"指的是超越我们的具体化人格，超越我们与身体紧密关联的躯体经验的意识。无论是小孩还是老人,当我们因脑部受损或残疾而身体能力被削弱时,我们"更高"的意识也许不能充分地表达自身,但这并不意味着它不存在。它只是不能进入我们"肉身"的意识,即一种缩减了的意识状态。事实上,我们更高的意识从来没有通过身体完全充分地表现出来。我们更深层次的意识只有一小部分渗透到身体,并遵循我们的生理波动状态。不过,我们也可以通过一些方式来学习发展与我们"超越"于人格的那部分建立更深层联结的办法,那一部分是一直存在的,与更为广泛的东西相联结。

较低和较高这两个术语是指一个有质和量的区别的波动水平,而不能像评判事物好坏那样去理解,因为两个水平都有其必要性,就像一座房子的第一层与其他楼层同样有用和可接受一样。

我想在这里提到,传统的道家观点已经完全理解我们人类本性的较高和较低的维度。道家认为,人类是由两种主要形式的生命能量(气)组成:一种是先天之炁(同"气"),即我们出生之前就有的把我们与宇宙连接起来的能量;另一种是后天之气,即我们通过呼吸、休息、睡眠、运动和思考来维持的尘世的或出生后的气,这帮助我们的身体在日常生活中生存。这两种互补的气是生命所必需的,两者不断相互作用①。现在,目前还不清楚道家人士有多认同他们的气或生命能量。他们的目的是重新进入出生后就失去的高维度,以平衡和全面掌握低维度。现在,带着"自我"这个概念,我们继续探索"我到底是谁?"这个身份问题。

---

① 参见 Livia Kohn 的著作《健康与长寿——中国方式》(*Health and Long Life—The Chinese Way*),第 4~5 页。

2.1　低我和高我:电梯的上行下移

　　人类往往倾向于生活在单一层面的现实中,而忘记了他们具有到达更高层面的能力。大多数个体都困在一个缩减了的自己是谁的意识中,而不能充分表现他们真实的内在本质和更高维度的能力和品质。他们倾向于把自己认同为生活经历的诸多不同的方面。例如,当挫败或愤怒强烈地存在于一个人的意识中时,他会说"我很挫败"或"我很生气"。他们很少会说"我经历挫折",或"我感到身体中的愤怒"。当觉察到一种感受或特定的运作模式时,我们倾向于说"那就是我!"。我们把自己认同为自己的生活经历,完全地融入其中,而不能后退一小步来观察我们的感受或经历。

低我:个人自我

　　在我们可以超越人格之前,我们保持在一个与低我认同的水平上(即有人称之为的"小我(ego)",是拉丁语的"我的(me)",而不要与弗洛伊德的术语②相混淆)。对许多人来说,这是他们整个生活的主要身

---

② 我们必须要注意人们为他们所使用的词语所给予的定义,因为不同的作者可能使用相同的词语却包含不同的含义。如精神分析里的"本我(ego)"有其特定含义,正如弗洛伊德所界定的那样。必须要提醒的是,超个人心理学中的概念并不跟随弗洛伊德的术语。弗洛伊德在其精神分析理论里并未包括对人类的超个人本性的任何理解(他视灵性为想要回到母亲子宫的一种潜意识的内驱力的表达)。因此,精神分析里的本我和超我与此处的低我和高我并无对应关系。

份。尽管自我可能会在罕见的时刻与本性自我做深入的联结,但低我很快就会反复重申其对人格的主导。

低我(或小我)受到特定文化和时间的高度影响,它会反映出家庭和社会的信念和结构。它所关注的主要是以自我为中心,完全卷入到"生活的挣扎"中。当一个人格被小我主导控制,就会有大量的自动化行为。动机和内驱力在很大程度上都保持在无意识的状态,会感觉缺少个人的自由度。习惯模式会占主导,即使一个人意识水平上并不喜欢,甚至想要改变那些模式。

更为痛苦的是,低我遭受分裂之苦,它感觉与其深层根源与资源的断裂。它的行为就像是孩童在拼命地寻求爱它的父母。因而,当它感觉无法提供高水平的关爱和共情的时候,它就会在他人那里寻求爱。它易遭受负面能量的影响,很容易受伤,还很容易把恐惧、无力和愤怒投向那些看似挡道的事物。因为这种低价值感,拼命地需要得到认可,它就会经验冲突与失败。最为糟糕的是,生活就是连续不断的痛苦经验,通过这些也只学习到很小的进展。

当一个人从低我意识层面来运转自身,那么经常就会是其中的某个子人格在做决定,有时就会否定人格其他部分的需要和愿望,这样就可能导致内心冲突。个体不能就某个决定坚持到底。如果他有能力澄清其目标的话,也很可能欠缺达成目标的能量和信心。

高我:超个人自我

与低我意识相对,高我意识的特点是富有内在力量和自由。高我透过整个人格散发出一系列可以反映出深层本性的特性与品质。这些基本的特质是完整合一、关爱、喜悦、意愿、存在、智慧、灵感、内在平衡、宁静……(参见下一节:本性的特质)。

在那些顿悟的时刻,"我"(I)认同为高我:"我是观察者,我是那个经验生活的所在,但不必认同为它。我可以联结到所有我需要进行疗愈的资源,我可以转化任何局限我的所在。我是富有关爱的、智慧的、创造性的。我可以显化我想要的生活……"甚至在一个更为超然存在的状态中,可能会出现对更广阔自我的直接体验:"我与万事万物融于一体,我在万物之中,万物亦在我之中……"

我们的高我、超个人自我或本性,在很多世纪以来都被人撰写和推测。我们人类的这样一个深层部分的特性有着各种各样不同的命名,而这是大多数人至少都有过的直觉性的觉察,有时甚至是非常私人的体验和认识。在此,我的目的并不是重述已经说过的关于高我的种种,甚至也不是试图要完整而准确地描述我们更高维度的功能是如何运转的。就我所知道的,这些更高的层面是超越于我们线性思维的掌握能力的。它们要求我们进入到"量子"类型的意识中,"量子"的意义是我们必须要向维度间的思维敞开,完全从三维的盒子里走出来。

我想让事情变得简单、易理解、实用,且尽可能令人信服。但是会有人疑惑:超个人自我是科学实证的存在吗?对这部分人,我列出了如下更为科学的观点。

一个科学的视角

一个从科学宇宙论提出的最让人印象深刻的理论来自于戴维·玻姆的著作《整体性与隐缠序》。玻姆使用数学语言描述了超越的实在,能量层级分为四种基本状态或能量序列,从物质世界即他所谓的显析序(Explicate order)开始。显析序是所有能量系统中最为薄弱的,是对无限的更为强有力的能量——隐缠序(Implicate order)的一种表达与回应。隐缠序是显析序的先导,梦境一样的愿景或理想的呈现都会如同一个物件一样得到显化。隐缠序蕴含着物质世界的所有。不过,它与更广阔的纯净潜力的能量域共鸣。它是一个纯净的潜在,因为其中什么也没有,卷入隐缠序中,然后在显析序中展出。

玻姆假定一个最后状态为无穷的"零点"能量,他称为智力洞察域(Realm of insight intelligence)。创造性的过程源自于这个场域。能量从那里产生,聚集纯净的潜力,把内在蕴含的东西最终以显析序表达出来。

如果玻姆的回应场以振动等级来排列的话,它们代表着从精微到巨大的物理实在的连续状态的能量的显化。

零点序是玻姆所认为的智力洞察域,与所有时代的圣贤哲人的最高灵性领悟有着明显的相似性(印度玄学所指的婆罗门):即一种完全不活跃的、充满纯净思考的物质空间,被认为是一种绝对存在。意识场是时间与意识的完全融合,体验到的是时间的永恒,或没有时间的分别。在这样一种状态中,时间能量的强烈震动,以至于看起来是静止的,因而缺少周期性和密度的元素。所以,不能产生任何形式或意识与物质的分割,也就不能在空间产生明显的晶体物件。

在物理学语言里,"婆罗门"是无穷的创造力处在静止的或看似非振动的状态,被认为是空或无。它以这种形式展现,因为能量朝着无尽的状态移动,它的波动频率增加了。波幅或波峰之间的垂直距离变得越来越小,直到其余部分重叠,让振荡波成为一条直线。在这个方式中,无穷的能量被认为是完全的静止或一个零点,如先哲们说的那样精准。玻姆获得了这个现象的实验证据,他提供了小至 10^{-34} 厘米的波长的存在。他的计算表明 1 立方厘米的**零点能**包含的力量比所知道的宇宙中的物质力量还要多③。

我们需要从这里记住的启示是,有一个层面是(对那些依然选择保持怀疑的人是"或许")"绝对存在"和永恒能量的意识,这个层面的意识不再有时间和空间,它容纳所有未被显化的事物,意愿创造这个显化的世界。所有人都与这个层面的意识保有联结,都有这样一个来源,在任何时间都可能潜在性地抵达。这也正是每个人"高我"的所在。

我能够给"高我"的最好的定义是,这是一个人真实的"自我",一个人真正的本性,它超越于对世俗存在的现象界的任何认同。那是我们内在用全部的智慧说出"我是"的地方,知道我们属于更广阔的实在。这个层面的意识在我们日常的觉醒意识之上,大多数是远远地超越,但那又是我们本性亲密的部分所在,只有在我们想要努力联结达到时,那个距离才变得可以看到。

我们的高我不只是一个"潜能",它更是一个在当下的实在,是同样的"我"在另一个实相层面。如同我们在另一个维度的"自我",感觉到被分离的痛苦,它显然有自身的意识和智力。它无需在我们日常的

③ 改编自维基百科。

自我意识之上发挥着作用。而我们其他的部分则是始终完全地跟我们"同在",在我们的生活经验中持续地指导着我们。分离的感觉只是一个幻相,就像是我们陷入的一个催眠恍惚状态,从这种状态中我们可以觉醒。所以,我们的"高我"比我们认为的要离我们近得多。它真的就是同样的"我",是可联结的,至少在一些程度上,通过那个内在空间我们可以进入到宁静平和,敞开面对它的存在,和我们深层的资源联结,从这些更高的层面上可以流淌出完全的力量及所有正向的特质。

2.2 更高智慧与更高无意识:超越线性思维

对一个生活在三维世界里的平常人,这意味着受制于时空,以线性、理性的思维来思考,"高我"就会成为一个难以理解掌握的概念。超个人自我是在我们参照的时间和空间之外运作,在我们狭隘的线性思维之外运作,是在我们感觉被困住的局限的维度之外的层面运作的。

在我的一次讲座中,一位年轻的女士提了这样一个问题:我听到了您所说的,但我有点怀疑,您所谓的我们那部分叫做本性或更高智慧的东西,究竟待在哪里呢?这个问题是让我进一步阐述线性与非线性概念的好时机。我告诉她:想象一下,若我问你"你在哪里?"当然你会回答"我就坐在你的面前,就坐在这把椅子上。"我则会回答:我看到你的身体,但我知道你不是你的身体。我听到你的声音,但我知道你不是你的声音。在某种程度上,我甚至可以假定你没有特别觉察到你身体里正在发生的,因为你的意识完全聚焦在我说的话上面。所以,你在哪里? 真正的你在哪里?……

这是一个典型的与时空相关的问题，这反映了我们的线性思维。我们生活在一个倾向于认定绝对价值的世界里，而实际上只有非常相对的价值。时间和空间并不真的存在，它们是我们头脑设定制造的幻象。这只是一个水平上的知觉，还有很多其他层面的知觉，是我们潜在地可以去联结的，实际上甚至也是我们经常在不注意的情况下已经联结的。让我举个例子说明一下。如果我说"巧克力蛋糕（chocolate cake）"，你立刻知道我说的是什么。你不会去想：首先是 c，然后是 h，然后是 o……你立刻就获得了整个画面。如果我说"你坐在我的巧克力蛋糕上了"，你会再次明白整个含义，而无需按照时间的线索把字母或单词拼在一起。当你在看图片的时候也是如此。你不会看到屏幕上不同颜色的圆点，你无须为了去弄明白它们排列的意义而把它们放在一条线上去分析它们。你可以把它们作为一个整体的信息加以理解。现在，请你想象你可以同样如此来看待你的生活，一次观瞻就可以洞悉整个人生。你可能会说：哇！……所有一切都发生在当下。你可以看到开始，亦可以看到结尾，就像看一个单句一样……同理，对时间来说确实的东西对空间亦然。事实是，有一个层面的意识即这里和任何一处是一回事，现在和所有的时间是一回事。如果你进入到那样一个实相，你就打开了非线性思维的大门。你就开发了你右脑的功能，联结到你深层本性的部分，而那里有着比你的常态左脑意识远为开阔的觉知。这是前认知或直觉的画面到来的根源。

因而，从这个超越理性或超越意识的角度来看，我们的本性自我知道我们为什么会有这些挑战。它指导我们持续永恒地在寻求成长和疗愈，也就是"回家"。如果我们注意我们梦境的话，会发现我们的梦充满了象征性的指向回家的信息。梦是我们更高智慧抵达我们低层意识的通道之一。激励性的梦、警告性的梦、问题解决或疗愈性的梦,这些是所有在意倾听梦并识别其中信息的人都唾手可得的。但我们更高的智慧也会试图突破那层"面纱",以很多其他的方式向我们传递信息。它也许是我们所感知到的灵感、直觉或创造性的过程;也许是指引我们去往某个方向的外在的信号、共识性或特定的条件;也可能是一个清晰的愿景,一个可以在内在听到的指引的声音,或者是突然的洞见,灵光一现的智慧……

我们所受益的可获得的信息的量及性质都是我们难以感知到的,它包括了这个宇宙所有的经验,具体而言包括了我们这一世和很多前世所历经的种种。所有的记忆都在那里,都在等待着被唤醒、被使用。这些都是潜在地可以被联结的,这是有些人所说的我们的"高层无意识"。

2.3 本性的特质

我们都偶尔联结过我们本性自我的能量和特质,至少是部分地联结。如果我们没有联结过,我们不可能维持我们的生命,我们不可能只是让生理功能单独运行。尽管很多人没有想过这些术语,但他们表达了这些心灵的特质、平衡及内在力量,反映出强有力的与他们超个人自我的联结。实际上,所有人性的特质都与超个人特质紧密关联。这些主要的特质包括关爱、意志(目标)、智慧、内在平衡、高品质的临在、喜乐、内在自由、内在安全、合一、内在和谐、内在力量、信心、关怀、正直、责任、高水平的创造性、灵感,等等。

当这些特质在人格的层面得以表达，那一定是内在临在的呈现。"低我"自身不会有力量，它肯定是表达或阻碍了从"高我"那里所收到的信息。恐惧模式、局限的信念模式、负面的情绪，这些都会关闭内在之光，犹如乌云遮蔽了天空，阻挡阳光照射到我们身上。

一个有意思的观察是，"负面"的特质经常被表述为相应的积极品质的缺失。诸如力量对应无力，平衡对应失衡，意志相对缺乏意志，安全对应不安全，信心对应缺乏信心……同样，黑暗是光亮的缺失，反之则不然：你不能说光亮是黑暗的缺失。光亮拥有其自身的能量，黑暗则没有。所谓"黑暗的力量"，只有在光亮缺失时才会存在。它们或许能聚集能量，但只有在我们决定给予它们这种力量的情况下，它们才能保有这种能量。

在我搜集整理本性特质的清单时，我愈加清晰地看到它们都与一些基本的"能量"或特质有关。它们就像是颜色，颜色的组合，表达出它们源自基本的光。如果没有光，就没有颜色。如果没有本性，就没有所谓的"人"的特性。

当我们看下面几张图的时候，有一点显而易见：与我们本性自我调谐一致的，必然是放下各种各样有害的、自我毁灭的或失败的模式。恐惧、评判、思维狭隘、自我中心、自私自利、紧张冲突等等，这些只会导致痛苦与失败。这些造成很多痛苦的坏习惯，正是人类当下很多挑战的根源，如战争、对自然资源的过度开采、过度追逐利润、虐待人与动物、污染、过度饮食、吸烟、以污染和破坏环境为乐、富有压力的生活节奏，等等。

从这个角度出发，很清楚地看到价值观并非单纯只是个人的事情。个人及文化的差异似乎反映出人类之间的鸿沟，但现实却是只有我们的头脑会分离我们。我们的信念系统会使我们对立,我们的个人利益会彼此冲突,但在我们的心灵,在我们的深层本性,我们都有同样的渴望:联结,合一,关爱。我们都能够抵达喜乐与智慧,我们都可以平衡我们的生活,找到内在的平静。我们都在迈向同一个方向,犹如同一个身体里的细胞,都与同一个生命的内在力量相连。

另一个有意思的与本性特质相关的洞见是,所有的基本价值观都是相互补充的。如果你的生活是混乱不堪、失去平衡的,你就不能真正的富有关爱之心。如果你不正直诚实,你就不可能智慧;如果你不是真实、富有关爱和喜乐的,你就不可能内心平静。如果你在平静之中,你也一定是缺失了些什么。有一些东西阻碍在其中,需要清理一些内在的定式。如果你更仔细深入地去看看这些特质,你会看到这些特质没有一个是可以剔除或忽略的。所有这些都必须要在你的生命中得到彰显,它们是我们所有人的共同目标。

我尝试用图表的形式把它们呈现出来,旨在使之更清晰明白。

这些图显示出基本的光是怎样分解出不同的特质频谱,如同白光分解出不同的颜色一样。我们可以依据爱、意志、存在、喜乐、内在平静这些基本特质,看看它们是如何引导出丰富多样的相关特质。不过,这个图并非意在达到完美或完整。其中有些特质可以按照一个不同的次序或位置来排列。不用完全按照字面的意义来理解,这只是一个相当粗略的图解。但我想这已经可以清晰地呈现出人性的特质是普遍通用的特质,且反映来自同样的源头。图中也清楚地呈现出阻挡内在之光将导致各种各样引发痛苦与失败的模式。

我们并非必须要"发展"这些特质,因为我们都潜在地拥有这些特质。你不可能去培养你的内在之光,你的智慧、意志力或爱。

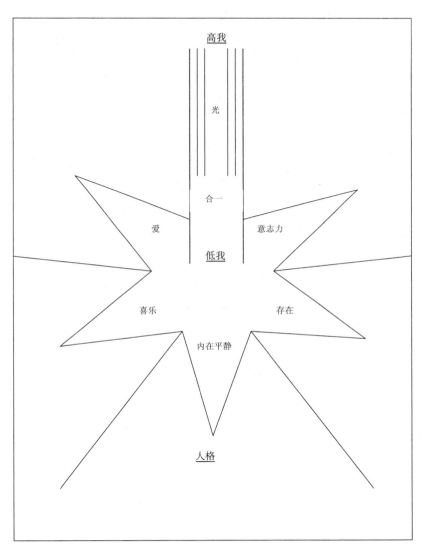

图 2.1 "高我"的基本属性

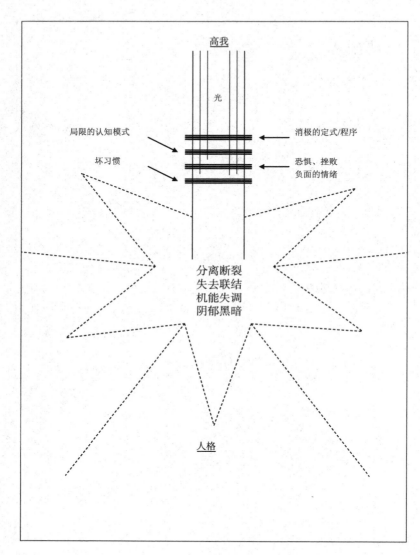

图 2.2 "高我"特性展现的障碍

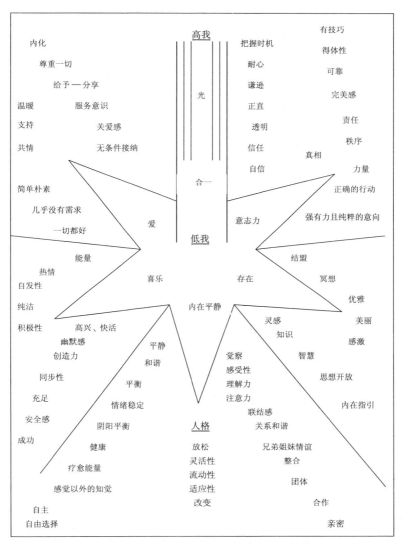

图 2.3 本性的特质

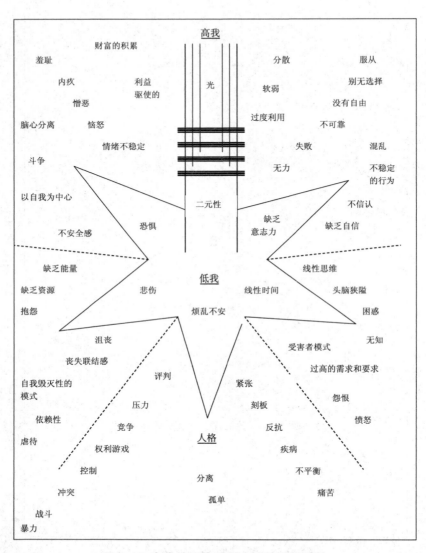

图 2.4　高我被阻挡时所产生的消极特性

你只能够去扎根你的本性,敞开面对这些特质。你**拥有**它们。然而,你必须要选择进入到这些特质中。你可以从最简单和实际的特质开始,你可以有意识地去发展你的倾听技能,你对他人的敏感性,你的关心与在意,你活在当下的能力,放下评判和负面思维……这些学习过程肯定是有帮助的。但是,在这条路上获得进展的最主要的元素是意愿,这就像是听到你本性的呼唤,并对之响应,如同在说"是的,这正是我想要的,这就是真正的我,这就是我所拥有的。"我们会在"联结本性"一节更多探讨这个内容,当然这也是本性治疗(第六章)和超个人教育(第七章)所关注的。

2.4　合一感

当我们仰望天上的星辰,好奇自然的神奇,思索生命与意识,惊叹我们偶尔会有的不可思议的梦境时,我们就会感叹:这些都是从哪里来的？在所有这些背后是怎样的智慧？

科学家在看待这些时基本上都同意"一定是有着某种智能设计!"但他们还没有弄清楚那是从哪里来的,又是怎么工作的。很多人说:"那一定是上帝……"

宗教在所有时代在世界的各个角落都在发展。所有宗教都在要人们拥有"信仰"。它们告诉我们有一个上帝,那里有一个更宏大的图景,却是我们在这里永远无法理解或完全掌握的……所以,这个关于本性的讨论和上帝有关吗？有上帝吗？他是谁？又在哪里？……

作为对这些正统问题的回答,我想和大家分享一个有意思的隐喻,我发现这个比喻富有启发性，能让我们看得更清楚④。

> 想象一下大海。无边无际！然而大海却是完整合一的。整个海洋如同一个物体被月亮牵引。它就像一个整体，被轻轻地拉动，产生潮汐，千万里的海滩边，海水一拍一打……它用很多方式来调和自身，然而它却是用无穷尽的微小的**水分子**来组成自身。
>
> 大海里有多少水分子呢？难以置信的天文数字！大到难以想象。但你可以想象的是每一个水分子都是……一个天使。请你想象一下。
>
> 现在，让我们来定义天使是一个无需限制在肉体里的存在。天使可以联结到它们所属的不同水平的意识。它们可以体验水分子的现实，也可以体验波浪的现实，还可以体验洋流乃至作为整体的海洋自身。它们跨越不同的维度，把不同的维度整合为一个合一的整体。它们知道自己都是相连的，它们都知道且感受到彼此。其中一个若发生了什么，同时也会发生在所有天使身上。请想象一下这个联结，这种合一感，以及仍然是个体的存在。
>
> 大海是为那些会想到上帝的人们所用的隐喻。上帝——海洋——不是一个单一的事物，而是数万亿的天使意识（水分子）的组合。请沉思一下一个单一的水分子将会有多么大……
>
> 现在，拿出一个玻璃杯，用这辽阔海洋里的一点水灌满它，然后让它轻轻地漂浮在海面上。这个比喻里，这杯水就是我们的地球。我们就在这杯水里，从海洋里来的水。显然，不论海洋有怎样

---

④　这个比喻改编自克利昂，是名为"上帝有多大"的通灵教学（Lee Carroll，2004）。

的想法和体验,杯子里一样也有。可是,因为我们在水杯里,将自己认同为一个水分子,就无法清楚地透过水杯看出去。事实上,我们甚至都不知道大海的存在,或者,我们不确定大海的存在。我们可能会说:"看来水杯的杯壁就是尽头。我们被装在杯子里,看不到外面是什么。我们看不到外面!没有什么确切的证据证明杯子之外还有什么……所以,我们唯一能清楚检视的就是自己。"这就是地球。

杯子里装着大海的水……这意味着杯子里其实装满了天使:与大海里的水分子完全一样。但是,天使们好像并不知道自己就是天使。我们看似经历的是隔离……在这小小的杯子里,我们甚至看不到大海有多广阔……

但是,有意思的事情正在发生。我们有一种集体的直觉:不知为何我们都知道,在每个水分子的核心,有比自身更宏大的存在。全世界有85%的人相信来世。纵观历史,世界各地的数百个宗教里,都有一个共同点:他们都相信当我们离开地球时,会去向别的地方!在内心深处,人类知道杯子之外还有别的什么,即使没有人能证明这一点。

所以,杯里的水分子开始好奇,讨论之后它们肯定地说,上帝一定是个巨大的水分子。我们关于上帝应该是什么以及天堂应该如何的想法,受到人类自身经验的局限。然而,真相是:当我们达到那里时——杯子的那一边时,会有巨大的扩张感,我们成为了上帝的一部分,然后一切都被知晓。我们回家了!

在这个比喻里,杯壁像是隐藏了我们真正本性的面纱。隐退在杯中的天使们,能最终发现自己是谁的真相吗?他们能够认识到自己就是大海的一部分吗?我们很多人终其一生想要看穿这个水杯。

我们很多人想要走出这个水杯……人们常常坐下来祷告，在上帝面前打开写满问题的清单。他们很少明白，上帝就在自己内在，一直都在。他们很少明白，**他们就是上帝**……不用绝望地祈求上帝介入我们的生活，我们为什么不让大海进来？允许我们自己的神性在生活中显现。现在就**回家**。

当我们中的一些人可以这样做时，会不可避免地影响并深刻地改变我们这个星球上的生命系统的动力。实际上，这正是已经发生的。这一切在每一天都变得更加不可否认，就在人类历史的这个时刻，一个觉醒正在发生……人类正在开始看穿那个水杯！我们正身处黑暗与光明的战争之中，既在集体的层面，也发生在我们每个人的内在。甚至地壳都在震动与重新调整……现实是：在我们觉醒的意识之光中，事物开始清理自身，真相正在显露。

所以，我们需要做的所有事情就是，打开并闪耀自身的光亮。这一切都是要提升我们的意识，提高地球的振动，从而让杯壁可以退去，我们可以成为一个更广阔的现实的一部分。

2.5 对二元性的理解

有些人会想："为什么事物被这样设计？为什么我们有高层和低层的维度面向？为什么重获我们完全的本性特质是如此的困难挣扎？"这当然是一个困难的问题。但有一点是明显而清晰的：人类的经验被设定在二元里,在光明的要提升的力量(朝向更高的振动现实)和黑暗的要下降的力量(朝向更低的振动现实)之间获得。这是"道",我们在这两极的层面里经历体验我们的人格化的现实,我们的人性层面。每件事物在这个"低的"层面就如大海中的一杯水,在我们看来就是"物质"的,通过形式在两极之间达到平衡,阴性与阳性,内向与外向,被动与主动,寒冷与温暖……当然,最基本的是黑暗与光明。

人的意识在爱的力量与其欠缺中撕扯,被设计在光明与黑暗、关爱与恐惧、统一与分裂之间做出选择。更高的自我和阴影的自我,我们要去向哪里?植物王国就这个问题给了我们一个美丽的回答:我们只能够通过土壤的阴暗,依据自我选择的时间,朝向阳光,接纳它滋养的力量。

选择是我们的,对此无需评判,无所谓好坏对错。选择就是这么被设计的,有其自身的目的。这是一个创造性的有意义的经验,其道理和影响超过我们的理解范围⑤。但我们能理解的是阴影定义了光明,就像摄影一样。没有光亮,就没有阴影;没有阴影,光亮就无法以同样的准确度看到自身。所以,我们只能推测和假设这个游戏有其道理。它是完全适宜妥当的,我们可以从中有所学习。这两种相对的力量给了

---

⑤ 引自克里昂:"宇宙中的一切事物均被创造为两极相反。幸好有这样的极性,极其微小与极端巨大的事物,不论是物质世界或其他方面的,均被设计为'自我平衡'的。(……)甚至星系也有二元性。在你星系的中心,即你叫作黑洞的地方,是量子推/拉的引擎。(……)如果不是如此,宇宙就会成为一个无聊之地。二元性体现在每一个单一物件上,你有一个自我平衡的积极的宇宙,从来不会休息。因而创造了运动,创造了生命。生命自身是二元性创造的,从而导致了在任一原子里的极性。生命是宇宙存在的一种必要。生命是那个**设计**。"(《知识的重新校准》,2012 年 1 月 14 日)

我们工作的动力,如同我们缺失某物就会更有动力去得到它一样。

　　我们还可以理解光亮拥有全部的力量,而黑暗则毫无力量。只要在黑暗的屋子里擦亮一根火柴,便无人可以躲藏其中。一线光亮就把在黑暗中享乐舞动的一切缩减至无,它们无处可逃,只有销声匿迹。

　　像我们所看到的,二元性以一种平衡的方式展现自身来体现我们的超越本性,或有些人所谓的我们的神性。二元性如同一层面纱,遮挡了我们的真正身份,以及我们所属的真正系统。二元性在我们出生时来到我们身边,直到我们最后一次呼吸才会离开。有人称之为阴影自我,有人称之为黑暗自我,有人称之为面纱。然而,它也是我们作为人的一种特性。我们就是这样被设计的,是我们的一部分,我们不可能逃脱它,也不可能消除它。在大多数人只是在那里坐着允许它的存在时,我们可以平衡它。我们可以召唤光亮,把二元性带到一个点,让黑暗丧失其力量。平衡是一个静止的点,如同天平的两边达到平衡静止,这就给了超越它们的联结的力量。所以,让我们不要混淆这一点。这不是要平衡光亮和黑暗,因为我们两者都需要。而是要平衡二元性,因此我们可以体验超越于它的那个存在。我们不能否认二元性,也不能完全脱离它,但我们能平衡它,取消它的影响。

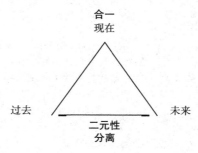

图 2.5　二元性的平衡

让我来阐明澄清一下。我们是在二元性的基础上体验生活，我们是以线性经验着时间和空间。如果二元被定义为过去和未来之间的斗争，那么平衡点就是在现在，现在超越于前两者。这并不是要否定时间或空间，而是要探索现在的力量，真正理解"活在当下"，不再受过去束缚，也不再只是幻想未来，这才是内在力量的关键。

所以，这并不是要否认二元性，不是要与之争辩，更不是要逃离这个世界，而是要寻求如何平衡。平衡意味着接纳，这是一种爱的表达。我们无法与二元性斗争，我们不能与我们的阴暗面斗争，我们只能爱它以平衡和超越它。有人会说："我们如何能够爱暴力、恐惧或愤恨？我们怎么能够爱自私和无知？"在本性治疗里，我们对此有一个非常简单的回答："我们把我们的阴暗面（包括我们观察到的任何黑暗的、不开心的或局限性的事情）命名为'内在小孩'，我们受伤的内在小孩。我们把我们觉悟的、富有爱心的、富有资源的内在空间命名为'内在父母'。通过这种方式，我们能够更容易与受伤的内在空间关联，去感受它，与之对话，拥抱它的能量，这会使得能量转化。"（后面的章节会回到这个转化的过程上）

二元性以很多不同的方式展现揭示其自身，反映出与本性分离后存在的形态条件。当有这样一些想法感受，诸如被限制、不完美、易受伤、内疚感、易于担心、易陷入无力感，这都会导致自我价值的缺乏，陷入恐惧。那些完全受自身二元性牵扯的人，会陷入到另一层的阴暗：暴怒、痛恨、暴力、谋杀……很多人走入其中是因为他们在那里找到自己的力量。用力量征服他人为这些人提供了某种幻相，以为自己重新获得了他们渴望的内在力量。

不过，在我们之内有一种系统可以来平衡这种二元性，让它不再掌控我们的生活。我们只是需要让这个系统工作。我们如何能启动这个系统？这从根本上说其实相当简单：我们需要一个清晰的意愿，去开始与我们的本性关联，用那个更高的智慧来指引我们的生活。比如我们可以说："亲爱的本性，我已厌倦了这一切。请向我展示我需要知道什么，从而把这些放在我的视野里。"这是一个开始。它把我们放在一个意愿的模式中，开始推动面纱另一面的大门，请求内在的力量。光亮随之而到，这是平衡的开启，它把我们的黑暗面放在了一个我们不再能找到的地方。一旦我们迈进了光明，开始这趟旅程，给我们导致问题的那件事情就不再那么重要了。不过，对我们咨询师而言，大多数人特别是我们的来访者，并不会即刻就准备好迈出这简单的一步。他们可能需要一步一步地指导。这是我要在本书第二部分重点阐述的实操性的教育和疗愈工作的内容。

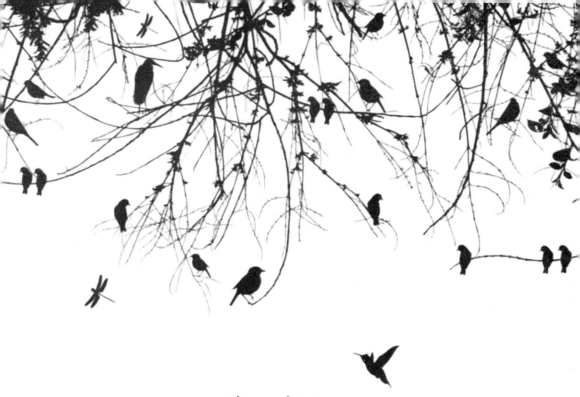

第二部分

成长和疗愈的实操内涵

3

成长与疗愈的过程

3.1 整合我们更高的天性

  现代心理学已经确定了一种基于三部分组成的人格模型的成长模式,首先包括掌控自己的身体,其次学习调节并管理自己的情绪能量,在掌握前两点的基础上有助于我们进入第三阶段——心智的发展。幼年早期,个体面临的主要挑战是实现对身体的掌控。一个婴儿通过学习吃饭、穿衣及自我清洁,变得更为自主。儿童开始上学以后,将生活在一个包括家庭、同伴、教师等复杂的关系网络中,他们必须学会适当地表达自己的情感和欲望,以更好地适应社会这个大环境。情感的发展像智力的成长一样,仍然是进入青春期后的焦点问题。同时,还有另一个层面上的成长。随着我们逐渐成熟,培养一种超越人格、家庭模式以及社会条件的身份的可能性是存在的。生活在持续不断地邀请人们向着平衡与和谐的方向发展,向自身内在的力量敞开,从而达到这样一种充满力量的状态,即个体与自己的本性更为密切、更为有意识地保持一致。

从人类这样一个整体,我们可以观察到一种相同的次序:人们关注的重点从对身体的掌控到对情绪的管理,然后是心智的掌握,从而达到更高层的意识。绝大多数人类的心智发育才刚刚开始,人类尚处在心智发育的青春期。当今,只有很少一部分人拥有训练有素的思想头脑,更少有人具有这样的能力:每天能以内在自我来生活,受他们超个人自我的更高的心智思维启发来生活。

在这种普遍的模式下,每个个体都以他们自己的节奏和方式来面对生活的挑战。从某种意义上来说,我们都面临着这样的问题:"我是谁?""我怎样才能摆脱那些搞乱了我生活的讨厌的模式?""我将去哪里?""是什么阻止我过上更好的生活?"……成长是我们天性的一部分,就像一颗种子已经设定程序,必将长成为一株植物或一棵参天大树。

对于那些有灵感的观察者来说,的确有一种东西,它像一种内在的蓝图来指导我们的成长,有那样一种引力,那样一种召唤。我们持续不断地被邀请走向我们的内在之光,那是滋养我们的所在,为我们提供生命最珍贵的馈赠。这蓝图既具有普遍性,又具有独特性。就像身体里的细胞,我们体验到相同的生命驱力。但是每个个体在系统中又具有不同的位置、独有的特征、特定的角色。一个人若放弃或不管不顾这种内在的模式,他将面对很多的压力、苦难以及挫折。

儿童早期的学习处于一种恍惚懵懂的状态①,那时还没有一定的洞察力。我们大部分人的基本"生命程序"(basic"programs")都是在六七岁之前建立在潜意识中的。这些"生命程序"在我们的成年生活中能够自动地在潜意识水平运行,直到我们能够识别它们并对其进行重组。清除那些我们不想要的负面程序,以及那些过时的软件,是我们成长和疗愈的必要组成部分。

"成长"这个概念给了我们一个对生活的视角,这个视角使我们将各种生活经验、人生的各种际遇以及环境都看做成长的机会。当事情显得比较有挑战性时,我们可以经常问自己:"我从这次经历中学到了什么?""这个事情对我来说有什么意义?"甚至"这次我为群体或人类做出了什么独特的贡献?"这是最具有建设性意义的方法,在学习的同时生活本身就成为一种令人激动的经历。

从超个人的角度来说,个人发展的目标被看做高我与个人自我的融合或一体化,从而人格可以作为一种媒介,促成一种更高层次的意识进入到现实日常生活的创造性表达。超个人的教育与本性治疗都在为"本性特质"能够进入人格而创造条件。这些方法旨在为我们提供打开人类更高感知能力的大门,并将这部分更高的能量融入到我们需要疗愈和赋力的部分。

前边的章节(第3.3章节)用图来表示人的本性特质,它清楚地表明成长及个人的发展最终必须包括所有这些属性。成长是一个整体的过程,只有我们把身体、情感、精神以及心灵的所有这些因素都考虑在

---

① "恍惚"指一种意识缩减的状态。

内时,才能达到真正的平衡及深层的疗愈。这就好像你不可能期望拥有智慧而无爱,期望关爱而没有喜乐,期望健康而缺失平衡与关爱。为了拥有所有这些特质,你只有调整你整个的生活,从饮食习惯到你的性生活,从干净的语言到对整体的关心爱护,从绝对的诚实到一种阴阳平衡的状态……

随着我们向更高的意识状态发展的同时,我们生活的外在形式也将随之发生变化。我们可能一直做着同样的事情,但我们看待问题的角度发生了变化,内心世界将具有更广阔的视野、更大的智慧,对事物拥有更深层次的理解并为之赋予新的内涵。随着人格的完善,我们应该能够将我们的思想、欲望和行动整合起来,去追求更高的自我所设定的目标,而不是去追求来自于自我限制模式下所设定的目标。从以自我为中心和由此引发的不可避免的冲突来看,我们对全球和集体的需要开始有所觉察。我们与他人和谐相处。我们的意志和我们的行动变得更加强大、更有启发意义以及更加随心所欲,会将看起来像魔法一样的共时性吸引到我们身边。当我们开启我们的本性,并与我们的本性融为一体时,我们会发现我们所处的整个系统开始以更加有效的方式为我们工作。的确,生活将变得更加流畅,丰富多彩而充满乐趣,更多成功而更少痛苦。

这种个人或灵性的成长不能通过一个人对灵性物件的智趣或是灵修的参与度来加以考察,即它与你冥想了多少个小时无关。相反,它是现实生活中一种可见的表达,所有的这些特性品质正是我们超个人自我的一种呈现。它是透过以下这些方面来衡量的:与人格的一致和谐,个人存在的品质,呈现出的爱与智慧,情绪及人际间的平衡和技能,内在的力量、光亮、喜乐及由人格所散发出来的创造性的激情。它是透过内在的扎根锚定及献身于这个星球的疗愈来加以评估考量的。

这种成长发展对每个个体来说可能是朝着同一个方向，发展出一种整体合一感，共属同一个家庭，指向同一个目标。只是个体具体的路径会有不同，每个人都遵从他自己的"地图"。肯定不需要为此设定规则，或者有组织的信念系统或层级结构。成长是个体内在的独特的过程。在我们相互学习的同时，我们应十分警惕独裁方式对这个过程的引导。唯一正确的引导来自于我们自己的内心。没有深入到内在，发现内心的指引，就不可能获得真正的成长。

如果我们在外在去寻找上帝、佛陀、基督、圣人，他们不会真正对我们的祈祷做出回应。如果我们期待外部力量来拯救我们，那是行不通的。这个本性议题最大的洞见就是疗愈与成长的力量其实就在我们的内在，是我们的一部分。除非我们进入到自身的力量中，否则我们难以达成任何结果。

3.2　通道的利用

我们确实可以把每个个体都看成是有一个管道把他和本性直接相连。一旦我们到达或打开这个联结，我们就和管道的振动频率调谐一致，生活就会变得不一样。我们开始接受平和安宁，我们的人格开始转变，我们变得更为平衡。突然之间，有了一个很大的不同。我们任何一个人都可以很容易拥有这样的经历体验。这并不需要数小时的静坐冥想或者更高的技能。这是一个简单而自然的过程，同时也会产生深远而持久的影响。

当我们打开这个通道，所涌出的智慧超乎我们的想象，这能够帮助我们识别下一步该做什么。这个通道就像一个强有力的能量转换器一样工作，它就像一个真空吸尘器！它吸取那些负面的、扰人的、不平衡的能量，把它们转化成积极而充满爱的能量。在此一个重要的洞见是，如果在你周围有一些你想要清除的废物，你只要与那个管道联结上，而无需做任何其他事。你不需要担心、分析或理解那些废物，只是开始用一种不同的眼光去看待它们，也就是去接纳和拥抱它们，这就足够了。而不是要与之斗争，或是拒绝评判那些感受、问题或态度。关键在于如何彻底地去爱它们，让它们可以像雪一样融化在你灼热的亮光中。让每一个挑战都可以在疗愈及转化的时刻得到这样的对待。

唯一阻止我们利用这种通道的因素就是我们的信仰。这就是为什么我们要花费一些时间将其运用到现实中，它不是信仰体系，也不是宇宙学，它是关于我们到底是谁，我们怎样才能够发掘自己内心的力量解决我们的问题、改变我们生活的洞察力的问题。

但是，我们不要误解这一点，这种联结并不是与外部的联系。我们倾向于将这种联结看做与外部的联系，其实不然，它是与我们内在的一种维度间的联结。

3.3 高我和DNA

在这里我想与大家分享一些我发现的具有启发灵感的以及赋予力

量的信息。它与我们的话题紧密相关。这是 Lee Carroll② 讲的一堂课。通灵（Channelling）作用通常被看做幽灵般的、怪异的事情，许多人不想做任何与这有关的事情。但是，如果我们仅仅将这些看做由本性所引起的有灵感的知识的话，我们可能会比较坦率，我们可能会根据其内容而不是根据之前所建立的信仰来判断。这里是我关于这些信息的一些总结：

我们 DNA 的实质

人类基因工程是一项科学的、系统的、人类竭尽所能的工程，它揭示了一个谜：DNA 的序列只有3%具有真正的功能，我们称之为部分 DNA 的蛋白质编码。它独自生产了多余的三万种基因，这些基因是生命的蓝图。但是只有3%的 DNA 能够携带全部的基因信息，3%即包含所有。基因工程中寻找的所有的信息在这3%中已经全部被发现。因此，所观察的基因中超过90%的基因仍是个谜团，因为他们看起来没有明显的功能。在我们90%的 DNA 序列中没有可观测到的体系或者看不到任何生物学用途。它们不像蛋白质编码部分一样具有一定的化学序列。它们在自然界中看起来是随机的，一些人将它们称作是"垃圾 DNA"。

一些生物学家认为这部分 DNA 是生物进化过程中所剩余的序列，它们并未被人类所利用。它们上面没有编码，看起来是没用

---

② 多数克里昂的教学都是由 Lee Carroll 通灵获得，这些资料可从 www.kryon.com 网站获取。

的，因此，科学研究的趋势是忽略它们。

如今，"更高层次的自我"凭直觉告诉我们这90%的基因绝对不是垃圾。它们只是没有被人们所理解。相反，它们是被科学家所理解的那3%的基因的加工处理器。它们给正在"演奏音乐"的3%的基因传达指令，也就是说它们能够驱动那3%的基因进行工作。

这90%的DNA被看做我们天性扩展的一幅蓝图，是我们完全被赋予力量的深层自我。它包含了所有世代的生命过程、我们完成的所有事情、整个成长过程、获得的所有成就，以及我们学到的所有的经验教训等的记录。它展现出在这个星球上从最开始以任何方式呈现的生命的整个经历。

我们的DNA携带了我们精神层面的蓝图，以及实相的所有不同层面对我们到底是谁的说明。所有的这些都包含在这90%的DNA中，也就是在不同维度层面间。它不仅仅存在于物质层面，那里还有一种我们看不到的"磁性层面"，与物质层面发生交互作用。

这对于DNA大分子来说是一种全新的、扩大化的概念，它蕴含更深的意义。如果像我们被告知的那样，人类的意识都存在于这90%的DNA中，那么我们所谓的高我将不再是一个抽象的概念，而是一个把我们与生命整体的能量联结起来的一个"系统"。因而，我们的高我就不是高高在上地在那里，而是就在这里，就在我们身体(及多个维度层面)的每一个细胞里，联结我们的存在的所有维度层面，包括垂直(我们的不同维度在同时发挥着功能)和水平(一个包括过去、现在和未来的关于星球与宇宙更加宽广的体系）的不同的面向。

我们 DNA 信息能够显示我们过去所拥有的，以及我们具有的所有潜能，但大部分潜能都处于休眠状态。不过，我们可以联结这些信息，激发这些潜能。

DNA 不仅仅是一种由化学过程产生的物质，它能够对人类的意识做出反应，如它能够对我们的意图以及光线等做出响应。在我们的 DNA 中，我们的高我期待能够通过我们的意图来激发我们的潜力、我们的成长以及我们的疗愈。

当我们开始刺激我们的 DNA 时，我们能够获得我们所希望发展的一些特质。我们的能量能够发生转换，我们的健康能够得到显著提高，我们的人格能够找到自己的平衡和力量，我们的生活环境也能够引起同步的变化……所有这些已经准备就绪，只等"老板"发出指令。但是，那里必须有一个"老板"，也就是说你必须有一个清晰的意识目的。

数以万亿的 DNA 分布在我们身体内的各个细胞中，正等待我们下达指令来发掘它们的能量。我们的 DNA 是一个比任何医学权威曾经所认为的大得多的体系。它是一个维度间的交互体系，它有能力在任何时间下自我修复，这解释了有时我们为什么能够自发缓解或奇迹般治愈这些情况的发生。我们的 DNA 能够产生光！它能够产生光子，它有自己的能量源泉。我们的 DNA 是非常积极的。如果我们能够听到或者注意到它们，我们会观察到 DNA 不仅仅能够自己发光，还会唱歌！在兆赫兹范围内，DNA 能够发出声音，并能够发生振动。

那么，我们正在等待利用这些 DNA 来做什么呢？听起来就像我们这些地球人都拥有最先进的喷气式飞机,而我们却仅仅乘坐出租车来来回回。是理解我们其余97%的DNA是什么的时候了,是要求我们"神圣"的遗传基因进入我们本性的时候了,从而让我们可以彰显本性自我的力量。

许多人遇到问题时,总在外部寻找解决方案,然而结果却令人失望。他们不理解只有他们自身能启动这样一个过程,即他们真正寻找的其实就存在于他们的内在现实,那是他们能够达到的地方。

人类的意识具有与DNA交谈的能力,并且能控制它、和它一起工作,最终成为它一部分的功能。我们能够向这些DNA演说,因为它们正在倾听。我们的细胞正在倾听。实际上,我们与这些大量的DNA有全部的紧密的交流方式。我们就是那些DNA,那些DNA就是我们。当我们向DNA给出我们的指令时,DNA就开始寻找相应结构的组织细胞,并对它进行改变。它能够转换我们内心的真实,调节我们身体的平衡,并增强我们的和谐一致。但是,如果我们从来不与其进行交流,它将按照自己的方式进行发展:我们希望它可以很好地进行工作,可如果它不能时,我们会痛苦不堪。

所以,我们拥有一个包含三十亿种化学物质的DNA结构,其中3%的DNA构成了我们所谓的人。从生物学的角度来说,若把其比作一辆车,这3%的DNA就构成了汽车的发动机,而其余97%的DNA就相当于告诉车该怎么驾驶。大部分被我们称作"垃圾"的DNA真实地处在意识指令中。它是信息能量。这部分DNA的功能巨大,远远超出我们的想象。

　　想一下，当我们开始改变我们给 DNA 的指令时，我们的健康或者一些再生过程将会发生什么呢？是否可能指示我们的基因走一条不同的道路呢？答案是"可以的"。那么，如何将这些基本信息告诉给我们的 DNA，使我们的干细胞能够提供一个更加健康的模式来代替那些有疾病的、不成熟的、畸形的模式？它将是关于我们怎样才能真正地号召我们内部的"生产者"，来重新生产那些我们认为不可以改变的东西。想象一下我们内心最深处的愿望已经实现了，想象一下我们完成了最有趣的事情，感觉怎么样呢？……这些都是有影响力的谎言，通过呼吸将它们吸入我们的体内，使其慢慢变为自己的一部分。什么事情都是可能的，因为任何事情都是在不断变化的。

　　你可能会疑惑，"我怎样开始这种激活？我怎样才能与我的 DNA 进行交流？我怎样才能打开那所谓的通道来充分接收来自于内在本性的力量呢？"

　　这便是我想在下一章节所集中的话题。但这里有一个简短的回答：所有的这些都是从意愿开始的。鼓起勇气，拥有停留的智慧，不要让黑暗和恐惧靠近自己的内心。让你的智慧与爱心掌管自己的一切。到达那些你乐于成为你自己的地方。让你周围其他的事情都进入平衡，就像你学习怎样在生活中做出恰当的选择一样。在任何时候都请你记住，你所说的或所想的每一件事情，你身上的细胞都能够"听得到"！

　　以这样的状态开始你的每一天，每天大声地说出自己的主张，让你的耳朵能够听到它，从而让这些信息能够进入到你的细胞结构中。下面是一个建议性的话语:我是一个具有创造性的人,我创造了我当前的现实生活,而且将创造未来我所经历的一切。今天我选择提高我的意识,今天我选择在我的日常工作中表现得更加完美,今天我命令我的细胞结构为我的意图和意向而振动。无论我走到哪里,我将在所有事物中创造一种平静的平衡状态……

不管怎样,每天都庆祝你的生活。不要表达任何关于你自己的言论,除非你想你的"细胞军队"使你的身体对你说的话做出响应。如果你用沮丧的语气说"讨厌!这种事情总是发生在我的身上!"那么数以万亿的细胞正在获取该信息。我们可以想象一下,这些细胞开了一个会议并说道:"我们的老板希望这样的事情不停地发生,所以让我们忙碌起来,让这种事情再次发生!"换句话说,根据你说的、想的、感觉到的,你强有力的精神能量显化出你的现实生活。

观想你的高我总是在那里或在你的周围,指导你的每一步。不要只是等着事情发生,要走出去并采取行动,期待共时性的发生,期待最好的结果,相信生活带给你的总是你正需要的东西。

4
能量心理学

4.1　万事万物皆能量

　　能量这个概念目前已经广泛渗入人们的意识中。我们都能够识别出自己是处在能量高还是能量低的状态中,我们都知道什么是性能量,并且也知道如何激发它,如何冷却它或让它走……很多人还很熟悉围绕在身体周围的精微能量场,针灸把这种能量流叫做经络,能量中心在古老的东方传统里叫做脉轮(chakras)。实际上,能量可以在很多不同的层面得到观察和体验。

　　根据量子物理学的发现,我们的躯体实际上是一个在不断变化能量的旋转着的质量。这个发现跟我们所认为的"精神"而非物质有更多相同之处。很久以前的道家圣人已经相信所有的形式、所有"显化"的实相，都是受到灵性定律管理的单一的宇宙能量在时间和空间的表达。吠檀多(Vedanta)也是如此，灵性传统信奉古老的印度文明：宇宙是能量，能量是意识，思想和物质都是同样的潜藏于宇宙意识的两个方面。现代物理学目前达成了一个相似的理解①：我们的感官体验到的所有现象都由能量组成的，在亚原子的水平上，这都是由量子物理学的定律决定的。

所有这些都对心理学具有深远的意义。能量心理学完全认同对宇宙的这种理解，即把宇宙看做一种能量，这种能量以丰富多样的方式进行显化。我们生活在多种多样的不同频率的能量海洋中，它们彼此互动，创造了各种形式和模式。因而，能量心理学把人类看做一个多维的能量系统。在我们身体之上的生命的所有其他的表达，我们的行为、我们的情绪和思想、我们的记忆和内在，所有这些都可以理解为不同形式的能量。能量是那些环绕在我们周围的影响环境的所在，能量是我们可以通过我们的思想、聚焦了的注意力和意愿而采取行动的所在。

关于能量心理学的两种争论

1. 我觉察到"能量心理学"这个术语，被一些人用来指特定的技术，即把能量域的刺激与情绪郁结的释放或创伤治疗进行整合。虽然我赞同这些技术，包括健康抚触、运动机能学、情绪自由技术

---

① 见2.1章节与戴维·玻姆工作相关的内容。

（EFT，Emotional Freedom Technique）和其他拍打技术，这些技术都被认为可以刺激我们的穴位，疏通我们的经络。但我确实认为"能量心理学"的范围要比这些方法广得多，从能量意识到有意识的能量转换及系统意识，都属于它的范畴。在我看来，能量心理学这个术语被不适当地限制了。它需要被放回到一个更开阔的视野中。

2. 我同时注意到**能量心理学**并没有被科学界和一些专业团体正式认可。超个人心理学以及本性或高我的概念也是如此。心理学中（甚至在医学中更为明显②）所有与能量相关的概念和理论都被一些人认为是伪科学，这些人自认为是"真正"的科学卫士。谁在乎？科学界需要时间去调整适应。因为考虑到可能的欺骗或对人类轻信的利用，的确需要警惕和辨别能力，我们的目标是能够对生命、成长和疗愈达到更先进的理解。我们所处理涉及的是创新性的观点视角、独特性的思考。我们不需要来自"科学界"的任何人的认可同意，他们会适时对此予以认可……

4.2　万事万物皆振动：高频振动与低频振动

能量会振动。当我们谈能量时，我们谈的是振动。振动有很多的

---

② 如 Gerber，Richard，M. D.《振动医学》（*Vibrational Medicine*）（Santa Fe，NM：Bear & Company，1988）；Oschman，James L.《能量医学：科学的基础》（*Energy Medicine：The Scientific Basis*）（New York，Churchill Livingstone，2000）；Hwaa Irfan，《振动医学和人类能量场》（*Vibrational Medicine And The Human Energy Field*，2001.）

水平。就像收音机频率或者钢琴上的琴键一样,它们从又低又缓到又高又急。白光照射到一个物体上,然后分解为从红外(低振)到紫外(高振),这就是为什么我们可以看到不同的颜色。因为万事万物皆为能量,所以万事万物皆会振动。地球、我们的身体以及人体里的能量均是如此,它们在或高或低地振动着。我们的意识也是如此,我们的感受和内在状态亦然。

在第三章,我们看到戴维·玻姆把现实描述为一系列不同的能量场,按照振动等级予以排列。它们代表了从精微到巨大的物理实在的一个连续的显化状态。另一方面,能量场理论假设意识的质量与身体里面和周围能量的频率有关③。从这个观点看,人类经验的更为"实际的方面"——世俗的躯体的感受、情绪和具体的想法,是较低频率的密集的振动。另一方面,更高意识看起来直接与高频相关④。恐惧和愤恨的能量要比关爱和喜乐能量频率低。我们与本性的联结越强,我们的能量场就会越强越大。

事实上,人们自发地就从"心情沉重"或"神采飞扬"这些表达中看出来这些。喜悦的体验如同光一样,而伤心、生气或其他"负面"情绪则让人感觉沉重。身体的感觉也是如此,人们感觉到喜乐就手舞足蹈,轻盈得就要飘起来,而人们感觉到不开心或是郁闷,则发现想要动一动都觉得难。这让我们明白地看到能量高和能量低与心情和意识相关。

所有这些都为我们的观点提供了一个坚实的基础,即认为成长和疗愈,甚至是躯体健康,都与能量振动水平的转换、能量的转化密切相关。

---

③ 参见 Gerard,1972。
④ 参见 Golas,1971。

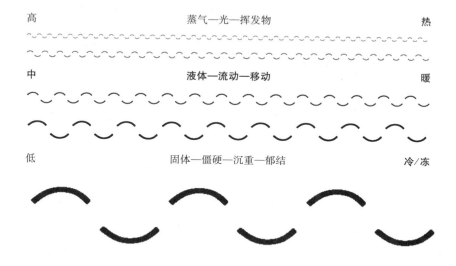

图 4.1　能量振动

4.3　把情绪识别为身体里的能量

让我们具体到非常实际的内在工作。在任何时候,你都可以停下你正在做的,把你的注意力聚焦到你的呼吸上,识别你身体里的感受。当你感觉"情绪化"的时候,你会发现停下对任何所发生的问题的思考,而把注意力放在你身体的感受上,这会比较容易做到。这正是问题发生之地,并不是在外在,一切都在这里。在喉咙,在胸口,在胃后方(太阳神经丛),你身体所表达的任何其他的不适和紧张……这就是情绪和思维模式作为能量可以被识别、看待、感受、观察的地方,这就是可以进行转化的所在。把这个能量识别出来,呼吸进入其中,使之变大。

与你内在的环境同在,与你的感受同在。

这种能量觉察意识的第一个重要效果是:当人们开始把他们的思维和感受模式看做简单的能量时,不再有通常那些标签时,转化的可能性对他们而言也就更真实贴近。这给个体带来力量,打开了很多自我表达的新选择。一个行为模式,一个信念系统或一个典型的情绪反应模式,可能看起来难以改变,然而当这些模式背后的能量被触及时,它们就可以被重新定向。例如,可以从"我就是生气"转变为"我感觉到愤怒的能量就在我的喉咙里。"

把感受识别为身体里的能量,这代表了我们理解上的一个重要转变。这让我们可以后退一小步,离开我们的头脑思维,敞开接纳,这一切都让我们回到力量中。当问题被看做身体里的能量,而不是"外在"那些情境,我们突然之间发现我们可以就在当下为之做点什么。我们可以看到这些能量附着在我们身上,让我们卡在其中一遍遍地重复这些模式。然而,这些只不过是能量而已,只是能量在简单地重复一个模式。

所以,我们可以为此做点什么呢? 我们可以转化它,把它带入到另一个振动水平上,我们可以循环利用它!

4.4 转化能量:提升振动频率

实际上,能量从不消失,它只是被变异。当所知觉到的在一个水平上明显消失时,那一定会在另一个水平上出现。顺便一提的是,这其实也是一个非常有意义的洞见,帮我们理解死亡为什么不可能是终结,因为所有的能量都组成了我们的生命经验。我们的知觉只是受到在一个水平的现实上显化自身的能量的影响,但能量自身终究会移动到另一个水平的现实上。

为什么**转化能量**这个概念对个人成长和治疗如此重要?因为它为我们如何处理和有效解决问题提供了一个重要的洞见。我们很容易理解所有周遭的能量影响了我们的生命经验。我们知道我们不只是顺服它们,我们同时创造了它们。现在已经很清楚地看到我们在这个方面的创造力是巨大的:我们有力量去转化能量。这意味着思维和情绪能量可以从低频振动转换到高频振动,从密实转化到轻盈,或者反过来,从轻盈转化为密实。就像水(或任何其他事物)一样,可以加热或降温,可以流动或凝结,我们可以改变所体验到的能量的频率。这个重要的洞察让我们可以把疗愈视为一个个体,能够将其能量(生理、思维、情绪)从不舒服的低水平转化为更舒适的更高频率的能量。这究竟具体意味着什么呢?

让我们聚焦到情绪能量上,因为这是我们健康幸福的重要基础。未解决的情绪问题导致情绪能量卡在我们的身体里,会让我们感觉到痛苦,因为这种能量是沉重的,会导致不平衡、郁结、阻隔。就像冰是水在其最低频率上的振动形式,完全成为凝固结晶的能量。这些情绪让人难受,让人不适,甚至让人体内都感觉到冰冷,像有块石头压着一样。我们需要做的是温暖那个沉重的能量,让它可以从沉重变得轻盈,从固体转变成流体,让它重获自由。

另一方面,开心愉快或关爱温暖的情绪是高频的振动,就像蒸汽是水高频振动的形式一样,完全自由自在地流动。高频振动的情绪提供能量:开心喜乐、热情、关爱、激情。这些都是让人往上提升的,都是舒适的,都是轻松明亮的。很显然,消极的情绪是那些需要提升、加热的能量,是那些需要转化为高频振动的能量。

但我们如何给情绪能量加热呢?热源在哪里呢?……答案显而易见:热源就在我们的心里。不是那个我们生理上的为我们输出血液的心脏,而是位于我们胸口的那个能量中心,也就是所谓的心灵中心。当我们敞开心灵,爱就是我们可以挖掘的温暖的力量。借助心灵的力量,我们可以把情绪能量从低频移动到高频振动的水平上。沉重的能量可以得到循环利用,恐惧可以转变为关爱。

为了达成这一切,我们需要把我们的意识觉察从思维中心转到心灵中心。因为头脑很容易陷入低频情绪(通过负面思维、评判、阻抗),而心灵则与之相反(通过接纳)。当我们以心灵为中心,我们可以认可到情绪能量,可以敞开面对它,愿意感受它。这种接纳本身就已经把情绪能量带入到一个更高的振动频率上。这一切都开始于内在空间的这样一个清晰明确的转换:回到"当下",离开头脑,回到身体。通过离开外在环境,聚焦内在现实来达到这一切:"现在,我的身体有怎样的感受?"下一步,感受就可以识别为能量。这需要站在一个非常清晰的内在立场上说:"这只是能量,我可以拥抱它,我可以敞开面对它,和它在一起,把它吸入我的心灵。"

对于由未解决的情绪能量导致的问题,即那些由创伤导致的能量阻塞郁结,唯一的解决办法就是转化。不论咨询师、治疗师运用何种疗法,这一点都不会强调得过分,都应当可以理解。很多咨询治疗方法倾向于忽视这个重要的步骤。即使自发的转化可能出现,让疗愈发生,这个转化的过程经常并没有被清晰地理解,从而导致时间上的浪费。有太多咨询或成长的方法在关注释放(discharging)情绪,从而忽视了把情绪带入到内在疗愈的空间，即那个可以转化能量的地方。消除情绪的确可以带来释放后的轻松感，这可能对联结感受、敞开面对受伤的内在空间也有帮助。不过在此之后呢？如果来访者只是停留在这一步，那背后潜藏的模式可能并没有被转化。甚至在相关的认知模式被识别和重塑后，对受伤内在空间的认同也许会持续地把这些情绪带回来，不断喂养那些相应的低频振动的能量。真正的内在转变的关键步骤是转化，这包括意识上的内在转变，即从对受伤的内在空间（受伤的内在小孩）的认同转变为对资源性的内在空间（内在父母）的认同。

首先要重新联结的是未解决的情绪能量。这通常包括言语上的探索，谈论过去也许会引发感受，带出情绪能量。然后，下一步该做什么呢？接触感受只是第一步。到一定程度，谈论和分析将不再有任何的帮助，而是一定要直接对情绪能量做些工作。只是释放能量会有帮助，但那并不够。把愤怒、痛苦或悲伤付诸行动，并不足以让内在的疗愈与转化发生。如此做，你或许依然把自己认同为内在的无力感，依然在低频振动水平上，还没有锚定在高频振动水平上。这个过程中必要的一步就是要从无力的内在状态转变为富有力量的内在状态。达成这个转变的一个关键是从头脑转换到身体，从思维转换到感受。把感受识别为身体里的能量。一切都在此时此地，都在当下，只是能量。能量是可以被转化的，可以被拥抱的，可以对话的，就如同你自身的内在小孩：我和你在一起，我和你一起感受……我们可以一起呼吸进入其中……只是能量……我们可以转化它，就是现在……来到我的心灵……

看起来或许有很多转化情绪能量的方法。不过，实际上它们都有赖于相同的基本原则：接纳与关爱。这是心灵的能量。当未解决的情绪能量与其相关的模式被带回到心灵的能量，深层的疗愈和持续的转化就会来到。

在 6.2.5 章节阐述本性治疗时,我们会回到这个主题做更深入的探讨。

4.5　能量意识推动疗愈进程

能量意识能够让来访者产生更为有效的进展,更容易祛除旧有模式,更能处在当下,并能以更深入的体验联结到资源性的内在空间。如同在思维和情绪层面发生一样,重构也在细胞和能量水平上发生。我们可以很容易观察到这一点。当人们学会关注他们体内和周围的精微能量时,他们的转化进程就加快了。

这个过程中的第一个重要元素是个简单的现实:留心你体内的经验。能量意识是以身体为中心的。这倾向于越过自我的防卫(ego's defences)以及思维的理性,直接进入到心灵。

另一个与能量意识紧密相关的重要启示是认识到意识与理性思维的区别。我发现这尤其有帮助,当引领来访者做内在工作时,我请他们放下任何的想法,把注意力放在他们身体的经验上,只是简单的观察,没有任何思考。来访者在这样做的时候,他们可以祛除对头脑思维的认同,找到与那个更有资源的我们称为内在父母的内在空间(见 7.2.2 章节)。

能量意识同时还推动了意愿(intention)更为聚焦地使用。我们自身显然是那个唯一可以唤醒我们内在资源去重塑平衡的生活的那个人。我们自己必须要去做这个有意识的选择,要想让这个选择变得有效,我们就必须要完全"相信"我们可以做到。能量意识在很大程度上帮我们把这一切带入到一个简单的可管理的内在游戏上,在此我们发现我们可以完全掌管这一切,可以轻松地做出显而易见的更好的选择。

　　能量心理学的有些方法关注如何通过外在方式激发能量,更多是如何用治疗师而非来访者的意愿和领悟来工作。这些方法在某些目标上会有效果,但在更深层和更持久的疗愈上,我相信当事人自身的有意识的选择即打通内在的阻塞,与找到转化的办法是不可分割的。并不排除转化他人能量的可能性⑤,但我认为应该让人们尽可能地达到这样一个程度,即他们可以消化他们自身的经验,以让他们可以在学习人生功课和意识成长的同时转化他们未解决的情绪能量。不论如何,肯定不是简单地祛除不愉快的症状,疗愈是一个内在成长的过程。

　　最后,能量意识带我们超越了世界的表象,进入到了一个意义世界中。通过能量觉察,我们的觉知得到扩展,超越了我们生活的外在形式,进入到一个更高意识、更为精微的王国中。

4.6 内在之光:富有力量的心理资源

　　我们已经看到我们的本性自我可以被定义为一种光的存在。不论我们是否看到或感觉到它,它都在那里,它在那里等待我们的召唤,等待着深入渗透到我们的人格,融入到我们的存在,提升我们整个的

---

⑤　参见 5.2.3 章节。

生活。

我们也已经说过光亮是比阴影更为有力量的。光亮的确是主动的,而阴影是被动的。当你打开一间阴暗的房屋的门时,黑暗并不会泄露!反之,光线会射入房屋,黑暗继而消退。有光亮的地方,黑暗就不能存在。黑暗自身并没有力量,它只能被定义为光亮的缺失。

不论我们内在空间看起来有多阴霾,当我们打开亮光,阴霾就将不复存在。这就是力量。当我们打开我们的内在之光,就推动了我们的二元性进入到黑暗陷落的地方。

我们可以用我们的内在之光解决我们的任何议题。这或许听起来非常"灵性"(的确如此),但这同时也非常实操,这是能量心理学中的一个重要方面。任何一个人面临一个感觉不适当的能量,面对痛苦或不适,都可以呼唤其内在之光来转化那个能量。这不需要任何的争斗,任何的恐惧,任何的回避。这只是需要一个简单而清晰的选择,一切就是关于:"我要站在哪里?""我在这里做什么?""我真的想陷在其中吗?"……"不,我不要!"……"我选择让我的内在之光到这里来清理这些,来平衡和疗愈这一切……"当意愿来唤醒光亮,疗愈随之而来。这是治疗工作的一个方面,当运用恰当时,会非常有益。

我听到有人说"我不确定我能做这个。"或者说"我看不到那个光,这对我来说不起作用。"我们不要误解这个。这并不是要创造观想意象,这事关意愿。这是一个明白的选择,摆脱受限或受害的内在空间的选择。这就像微笑一样简单,甚至可能比微笑还要简单,因为微笑有时或许是最难做的事情。所以这可以提醒你,你可以从你的噩梦中及时醒来。这样的提醒很好,转换你的视角,转换你的思维,同时唤醒你深层的资源,相信那个过程。

　　我在这里谈到这个简单的建议,即打开这样一个光的存在的意识觉察,把它看成是唾手可得的疗愈力量,是我们深层本性的一部分。邀请那个光进来,并请它开始做我们需要做的所有的疗愈工作。这更多是一种内在空间的转换,而不是观想。创造性的观想也会有用,但我们必须要注意避免被幻想带走。你想象一线光亮正对着你的伤痛感,或者正对着你的病灶,或者正对着你视作阴暗糟糕的议题,如果你的意愿是恐惧它会伤害你而想毁灭它,你就错失了要点。我们并不是要把光亮当做激光那样去移除敌人,或毁灭不想要的部分。如果这样做,我们就是在与敌人斗争,而不是转化它们。那么,结果就不会是任何我们想要寻求的方向,因为斗争只会是耗费能量在其中。这并不是某种内在的电子游戏。反之,我们需要做的是打开内在之门,这会点亮我们的内在空间。继而我们可以找到内在的平和空间,在那里我们就祛除了对恐惧的认同。我们能够把感受呼吸带入到心灵,与之对话,拥抱它们的能量。

　　如同我们在冥想练习中所做的,我们可以吸入环绕在我们周围的亮光,让亮光充满我们整个身心存在,确认"我是亮光"……"光亮与疗愈"……我们可以把亮光发送给我们生活中的重要他人:"光亮与祝福……"我们可以把疗愈之光发送给那些我们感觉与其关系冲突纠结的人。我们可以把亮光和疗愈发送到整个世界,或者发送到世界上特别需要关照的一些地方。发送亮光与拥抱和进入我们的心灵异曲同工。它蕴含着一种扩展了的我是谁的意识,一个有意识的呼吸便可以触及,联结所有的生命。

5

系统心理学

能量心理学与系统心理学密切关联,因为没有能量可以单一存在,能量总是存在于一个甚至是数个能量场中。能量心理学更多关注个体对其内在所发生的一切的具体觉察,而系统心理学则把能量场作为一个有组织的整体来处理。系统心理学在看待任何有机系统的不同元素时,都会去关注其相互的联结及互动。

5.1 系统论:关于生命的新科学

在科学界,系统论的科学基础在很大程度上依然还在讨论中。其实,很长一段时间以来,对这一观点(即信息模式和原型的分享这一传播模型)已经默认接纳。然而对此还没有一个普遍公认的解释。英国生化学家鲁伯特·谢尔德雷克(Rupert Sheldrake[①])在20世纪70年代提出了"形态场"(morphogenic fields)理论,即个体的存在相互联结的能量网。这为理解人们之间的互动联结提供了重要的线索,也为很多直觉性的洞见提供了解释,例如荣格的集体无意识概念,以及吠陀(Vedic)的阿卡西记录(akashic records)概念,这个术语是指人类个体和群体历经他们连续多少世的所有的经验和记忆的"图书馆"。

谢尔德雷克模型的关键是形态共鸣假说。这是一个在场域和"形态发生单元"(morphic units)之间的反馈机制。相似性越高,共鸣就越强烈,这就会导致一些特定形态的习惯化或持续。所以,形态场的存在使得新的类似的形态更容易存在。谢尔德雷克提出形态共鸣的过程达成稳定的形态场,而这显然更容易达成协调一致。他提出这也是简单有机体组织合成更复杂的机体的方式,这个模型也给进化过程提供了一个不同的解释,是达尔文选择与变异的进化过程的一个补充[②]。

尽管谢尔德雷克的概念在主流科学界尚未找到太多支持,这也并不奇怪,但它引发了那些头脑开放的思考者的强烈兴趣。戴维·玻姆[③]提出谢尔德雷克的假说与他自己提出的术语即"隐缠序"和"显析

---

① 鲁伯特·谢尔德雷克,《生命新科学》(*A New Science of Life*,1981),《七个可以改变世界的实验》(*Seven Experiments That Could Change the World*,1995),《狗知道主人什么时候回家》(*Dogs That Know When Their Owners Are Coming Home*,1999),以及《感觉被人盯着看》(*The Sense of Being Stared At*,2003)。

② 参见维基百科(Wikipedia),Rupert Sheldrake,morphogenic fields.

③ 戴维·玻姆,《整体性与隐缠序》。

序"是一致的。Hans-Peter Dürr④ 倡议要进一步讨论谢尔德雷克的假说,将之描述为 20 世纪的物理学(强调场域和物质不可分割的属性)和生物学(他说其理论依据大部分仍然植根于 19 世纪牛顿力学概念里的粒子和独立性)的一个突破。

　　为系统论增加信誉的还有一个很有趣的故事,那就是很有名的"第一百只猴子效应"。这个效应是基于日本科学家的一个研究报告提出的,他们于 1952 年研究九州宫崎县幸岛上的猴子。这群科学家声称他们观察到有些猴子学会在吃红薯之前先把它们洗干净。这一新行为逐渐在年轻一代的猴子中传播开来,它们通过观察也加以效仿。研究者继而观察到一旦模仿洗红薯的猴子的数量达到一个临界值,即所谓的到了第一百只猴子,那么这个先前需要学习的行为顷刻之间就为所有的猴子拥有了,甚至横越海洋,传到对岸大分县高崎山的猴子中(甚至有人怀疑整个物种都已经学会了)!这个观察表明一种现象:当习得新行为的猴子数目一旦达到一个临界值,就会即刻传播给所有相关的猴子。概括来说,一旦一定数量的人群接受了一种新思想或新见识,或者学习了一种新能力,那么就可以在一夕之间传递开来给其余的人。

　　显然,这个效应有力地表明了心智和意识之间的联动性。不足为奇的是,这也遭到了科学界的怀疑,有些科学家不遗余力地证明这个效应论据不足。然而,不论原始研究是否有效,"第一百只猴子效应"其实可以很容易在人类身上观察到。你只要看看新的洞见是如何在世界

---

④　1995 年获得诺贝尔和平奖,罗马俱乐部成员,《什么是生命? 科学方法与哲学位置》(*What is Life? Scientific Approaches and Philosophical Positions*)(合著),World Scientific,2002。

人民中传播开来的,新的觉知是如何从边缘地带席卷全球的,当思维框架准备好,新的发现是怎样同时在不同地区呈现出来的。如果这个效应是真实的,人类可能只需要1%～2%的人口努力跟随更高层面的意识,那么人类整体几乎就可以在一夜之间实现量子跳跃,就如同突然之间从噩梦中醒来……而这正是当下所发生的一系列富有启发的灵性教导所说的⑤。不论"第一百只猴子效应"是否是被科学实证,它都在以系统性视角看待生命这个方面富有重要意义。

　　不论怎样,心理学不会等着科学界给予系统论一个一致的评价。系统心理学在探讨系统如何工作、功能失调的系统(组织系统、家庭系统)如何再次找到平衡等等这些方面,已经有半个世纪的历史了。系统排列⑥以及类似的其他方法获得的显著成效都已经表明这样一个现实:微妙的联结让我们作为组织系统的一部分而非单独的个体在发挥着功能。

5.2　系统性思维和系统意识

　　系统论把世界看做由彼此关联的不同部分组成的一个复杂系统,或者说一个由子系统组成的系统,就像所有有机体一样,都在寻求其自身永久的平衡。万事万物都相互关联,万事万物都彼此回应。

---

⑤　依据克利昂,为了达到一个关键临界性的群体人数,人类只需要总体0.5%的人口,即350000000个体(《成为量子》,2009年6月13日)。

⑥　此方法由海灵格(Bert Hellinger)首创,并由其他很多人进一步发展(Gunthard Weber,Constanze Potschka-Lang等)。

　　系统性思维对一个事物在整体中如何影响另一个事物给出了更好的理解。它提供了一种问题解决的方法，把"问题"看做整体系统中的一部分。系统性思维认为在系统中的每个元素以及周围环境之间，有着持续不断的能量和信息流。系统性思维已经被广泛地应用于不同的领域，如工程学、流行病学、信息科学、健康科学、管理学、环境问题，等等。

　　在心理学领域，系统性思维显然成为充分理解和解决问题的唯一方法，包括如何看待问题与其背景的关系，与个体所属家庭系统、族群系统的关系。系统心理学认为，个体是更宏大的合一系统中的一个整体。人的能量场与所有其他外在的场相互作用，不仅包括所有有机体，也包括我们所在的地方，我们周围的所有物件。在我们所归属的这样一个生活系统中，一直有在寻求平衡与和谐的振动。

　　系统心理学有不同种类的方法，如认知系统心理学、契约系统（Contract-systems）心理学、家庭系统心理学。在此并不是要讨论它们，甚至一个也不会具体提到。我想要更进一步探讨的与系统心理学相关的议题如下：

　　（1）意识如何影响我们的内在和外在现实？

　　（2）如何让系统为我们工作？

　　（3）我们如何理解人与人之间的那种微妙联结，特别是咨询师与其来访者之间的联结？

　　（4）系统觉知如何影响我们看待和管理个体的"内在系统"？

　　（5）系统觉知对成长和治疗的实操意义是什么？

5.2.1 意识如何影响我们的内在和外在现实?

系统这个概念并非是单一维度的一个层面上的现象。它是多维度的,在很多不同水平的现实上发挥作用,彼此渗透,就像我们自身的存在一样。来自于个体、家庭、群体到整个人类系统,再到恒星系统、太阳系、银河系、宇宙系统等等(假设或许有很多宇宙),这些不同的系统都在相互影响、相互作用。但这每一个系统的每一个元素都在物理、电子、磁能等更为细微的水平上相互联结,包括情绪、思维以及很多人所谓的"灵性"层面。

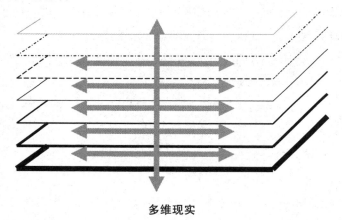

多维现实

当我们理解了我们的宇宙就像我们自身的存在一样,是一个多维的系统,有着合一感,甚至一个意识都是如此,那么我们就开始向我们所属的那个更广阔的智慧现实敞开了。请记住那个关于大海的隐喻(3.4章节,合一感):我们就像水分子,是大海的一部分,与之有着亲密的联结,从海浪到变幻莫测的潮汐,到它的声音,到温度的差异,到它里面生命的变动……这种归属感是一个关键。因为意识是其中最密切的组成,一旦我们"拥有"这个系统,一旦我们让它进入我们的觉知,它就开始为我们用一种不同且更为有效的方式来工作。这个时候共时性就发生了。事物各归其位,问题自行解决,和谐与平衡在我们的生命中彰显自身,丰盛、富有、自然地流向我们。我们不需要理解这一切是如何工作的,我们只需要选择成为其中的一部分。所有这一切都在于我们需要调谐自身的振动频率,让自己成为这个系统的一部分。

系统心理学邀请人们去明白任何的现实都是其自身空间的一部分,都是可以去采取行动的。系统创造了我们,我们也创造了系统。

吸引律

能量就像我们宇宙中的任何其他事物一样,受到引力的影响。相似之间的事物相互吸引。因而,我们将吸引我们所恐惧的。同样的,当我们传递出爱,我们也会吸引同样的能量回到我们自身。这个可以观察的事实是责任原则的基础,而这正是本性治疗的一个基础性的先决条件。每个观念想法都在创造着,每种情绪感受都在创造着。我们为我们所经历体验的现实负全责。

我们睡眠中的梦是我们内在现实的一面镜子,理解并接纳这个认识好像非常容易。我们的感受和思维模式是我们梦背后的主要驱动力。梦境中出现的所有人物通常都代表着我们自身不能认同的内在部分,就好像子人格,他们好像是我们内心剧场舞台上的演员。任何我们所梦到的都反映了我们的内在现实。我们的梦在对我们说话,说的也正是我们自身。很多人对这一点不难理解。但当我说我们所谓的"真实生活"实际上也是如此,这对一些人来说似乎就难以接受。不过,在很大程度上,的确如此。我们所经历的,更多是我们自身是谁的一种反映,而非"我们做得如何,我们感受如何,我们思考如何"。任何我们所观察到的都是我们自身的一部分。整个生活就如同一面巨大的镜子,回应我们所传递出去的,给我们的正是我们所要的。不过,这种所要并不一定遵循我们的愿望,而是我们整个存在所表达出来的一种振动,向外在系统传递的意识和潜意识层面的能量振动。也许你拼命地希望自己变得富有,但你感觉贫穷,那宇宙呈现给你的就会是你传递出去的能量。因而你当下的现实就是身处贫穷。

显而易见,我们潜意识的程序、未解决的情绪能量和认知模式在很大程度上影响这个吸引的过程,就好像过期的软件,漏洞会不断地重复不想要的一些模式。但我们的意识思维甚至我们的意愿目标都会带领我们改变。通过疗愈和成长的过程,我们会重新获得适宜的软件,把最好的东西吸引到我们的生活里。

电影《秘密》把我们创造我们自身现实这样一个洞见普及给了大众。不过,那个信息主要还聚焦在物质层面,好像都是如何吸引到我们想要的富有的生活、梦想的房子、豪华的车子……虽然富有肯定是其中的一部分,但不能与其他方面割裂开来,不能够单独行事。如果我们只是单一地关注物质的获得,而对我们的选择可能带来的潜在伤害或不平衡没有觉察,我们绝对会吸引来想要的事物的副作用,那些是我们都知道的:经济和社会的不平衡,环境污染,无法持续的发展,紧张和冲突。

更为重要的洞见是,我们内在与本性的联结会激发新的机会。在我们所归属的这个系统中,当我们更高频率地振动,所有的事物都在更高的频率上振动,从而开始显现自身。之前我们所看不见的低频振动的能量,都将在更高的振动下变得可见、可用。当我们开始以更高频率来振动,疾病的祛除,完全的健康,身体机能的更新,情绪的平衡,更为富有等本性所具有的特性品质都将成为我们所拥有的。共时性也开始以最神奇的方式发生,展现出生命的奇迹。

当我们去看意识、能量和物质之间的互动,就可以看到我们中的每个人、每个个体,都携带着控制我们自身内在以及周围能量的潜能。如果我们遇到不妥的事情,我们可以选择去理清它。如果我们碰到美好的事情,我们可以声明那就是我们自己的。

5.2.2 如何让系统为我们工作?

我们为任何发生在我们身上的事情负全责,这个观念非常有力量,但也有些让人费解。最常见的问题是:如果是我创造了我生活中的每件事情,为什么这和我真正想要的大相径庭? 我们缺失了什么? 我们怎样能让它更好地工作? 这就是有些人说的积极思维吗? ……

为了让系统为我们工作,我们需要将自身锚定在与整体感觉合一的那个内在空间。我们需要联结那种感觉,即我们**拥有**一切,一切都是我们的。这都与感受相关。进入到这样一个空间,所有限制性的认知模式都消失了。知道一切都在那里,知道"宇宙"(系统)在为我们工作,完全地信任它。无需积攒任何东西,因为积攒是我们恐惧缺失的一种表达。富有的真正意思是基于一种信任,即我们的需要都会在"那个当下"得到满足。一个完全发展的显化我们想要的生活的感知是期待共时性的。事物都会在它们完美的时刻到来。无需担忧,无需恐惧,但这并不是说不需要适当地行动。事实上,我们需要识别出内在的那些激励。所有那些要去行动的直觉都应当立刻得到回应。

在此,我想和你分享发生在我身上的令人惊讶的故事之一。2005年夏天,也就是我选择在中国生活和工作的第五个年头,那个时候我做了一个梦,梦见一位年轻的女士走近我所住的敞开门的公寓。我醒来后,即刻知道这意味着将有一个女人进入"我的生活"。我确实在祈愿这样的事情发生,因为我知道我在中国所做的事情只有和一位中国伙伴一起才能够得到发展,所以我对梦所传递的信息并不感到十分惊讶。我想要知道的却是梦里出现的那个人到底会是谁呢,因为那个时候我并没有任何恋人。我花了一段时间仔细观察我周围的一些女士,最好的选择就是一位名叫"男奇"的年轻女士,我已经开始和她建立并发展了工作关系。她身上透露出来的那种存在感,特别地吸引我。但我感觉我和她不太有发展关系的可能,因为她之前告诉过我她有男朋友。而且,我在年龄上都可以做她父亲了,这对一位年轻的中国姑娘来说不是一件容易接受的事情。可是,几个月之后,我又做了另一个梦,其实那已经不是一个简单的梦了:一位少男带着来自她的信息来到我身边,他说:"她已经完全准备好与你**一路同行**,但是她想要慢慢地走。"现在,一切都很直接明了了。我对释梦工作的经验足够让我完全信任这个体验。从这个时候起,一切在我看来就很明晰了。我敢肯定这不是我一相情愿的幻想的表达,而是和她在某个水平上的存在的真实交流。我在决定去找她并跟她表白之前,大概用了三四个星期来做准备。那时我们已经发展了亲密的友谊,但她看起来仍然丝毫没有考虑我可能做她恋人的想法。当我告诉她我的梦，以及由此引发的在我们之间产生爱情关系的可能性时，她有着惊讶、喜悦、困惑等混杂的感受以及冲突的想法。她连续几天处在挣扎中：她的心在说"是"，而她的头脑却冒出各种各样拒绝的念头。当我再次见到她，我准备告诉她忘了之前的事情，只是做朋友就好。但她的态度却很清晰：她要和我在一起。她说"是"，并接受当晚来我的住处。我带着对生活的无尽感恩走在回家的路上，心里充满愉悦和惊奇：我处在梦寐以求的最美丽的爱情关系中。然而还有更令人惊讶的事情发生，就在我回到家的那个时刻，我发现我的信箱里放着两本书。那是我并不知道的美国出版商邮寄给我的书，要我帮助他们把版权卖给中国出版商。那两本书的书名是：《婚礼誓言》(*Wedding Vows*)和《婚礼祝辞》(*Wedding Toasts*)……这正是令人惊奇的共时性！这完全出乎想象，让我感动得直要掉泪。那种感觉真的就像宇宙是一个智慧的存在，它正在对我微笑！

我知道这是一个"信号"。我知道生活在不断地给我发送信号，这对那个时候的我绝对意义非凡：我们会结婚的！……但还有更多的惊奇。当男奇来到我的公寓，我让她看我家里的天然气表，因为某种神秘的原因，不论我烧暖气还是做饭，那个天然气表里的示数就是不变化，就好像这几个月里我用的都是免费天然气，因为那个示数一直停留在525.9上。当男奇看到那个数时有点意外地说：呵，525是我的生日（阴历5月25日）！……刹那之间，我的脑子也开了：525×9＝免费的能量。她的生日数字和我的数字（我的生日的所有数字相加之和为9）关联后，会给我免费的能量！……又一次，一个非常适当的、有意义的、让人震惊的事情同步发生了，这是一个强有力的确认我们关系的信号，我们的关系与宇宙能量是完全一致的。

当然，从那时起我们就是快乐的伴侣，两年之后我们结了婚，一直富有激情地在一些共同的项目上工作。

这就是生活的奇迹！奇迹无处不在。我可能会想：为什么世界在对我微笑，而好像并没有特别善待很多其他人？但我知道我其实是那个自己会笑的人，是我吸引了这种巧合来到我的生命中。万事万物皆有关联，宇宙一直在对我们说话，反映回射出我们是谁，我们在哪里。生活远比我们认为的要神奇得多。如果我们想要系统为我们工作，我们就必须要把自己看做其中的一分子，为之工作，使我们的生活与心灵的脉动和谐一致，那是整合一体的频率振动。它要求我们与我们更高自我的生命课题保持和谐一致，基于我们心灵的渴望做出选择并予以信任，而非基于我们的头脑观念或恐惧做出选择。这要求有一种对生命的关怀感，对整体的敬畏感，这是一种合一与联结感。如果我们感到孤单，对他人淡漠，对世界无情，那就不会起作用。如果我们只关注如何挣钱，积累个人财富，而对他人可能造成的伤害无所谓，那也不会起作用。

我喜欢说："我是世界上最富有的人，因为整个宇宙都在为我工作！"我知道的确是这样的。我知道一切都不是偶然发生的。能量是与目地相一致的。我知道我的需要一定会得到很好的满足。

所以，让生活呈现出我们想要的局面，最终依靠我们内在潜能的激发，以及我们自身与本性的和谐一致。这一切都取决于我们自己，包括每个个体以及群体。

5.2.3 我们怎样理解人与人之间的微妙联结?

考虑到我们个人的系统持续地与更开放的系统有关联,我们自然会想到我们到底在多大程度上受到周围能量的影响,或者可能受到外在能量改变的影响。是否需要保护我们自身? 如果有这个需要,如何最好地保护我们自己?

在我看来,这个问题的答案非常简单。不论我们处理的是潜意识或意识层面的问题,毫无疑问的是我们都在参与发生在我们周围的每一件事情。不过,从能量方面来说,我们吸引到我们个体系统之内的是与我们"协调"的能量。保持不受外界低频能量影响的唯一办法,就是将自己稳定在高频能量上。只有我们的内在之光可以驱走周遭的黑暗,只有我们自身的关爱可以驱散周遭的恐惧。那些认为需要为自己设立屏障以免受到负面环境侵袭的人,必须要确保他们如此做不是出于内在的恐惧。从能量角度而言,你将吸引你所害怕恐惧的,你将吸引你所评判痛恨的。所以,我们再次看到这个显然的洞见:不论是对我们的内在还是外在世界,锚定扎根在本性之中,都是最好的进入完全安全的现实的方法。

问题在于:"如何对待那些向我们投来表达愤怒、恐惧、暴力、嫉恨等能量的人或情境呢?"

答案就在于记住我们所说的那个管道,那个我们谈论过的与我们本性相连的内在联结。我们可以把它当做吸尘器来用! 通过我们的内在联结,我们可以从我们能量系统中汲取出这些能量。当我们有一些想要吸走我们周围的事物时,我们所要做的只是联结上那个管子。这会帮我们以一种不同的眼光来看待事物:关爱他人如他们所是。这无关抗争或拒绝,而是完全地关爱他们,让他们无话可说。我们所爱的无法伤害我们。每一个挑战都应当以源自关爱、源自本性的力量来应对。

一个人可以为另一个人转化能量吗?

这是一个有趣的问题,我感觉这个答案是两可的。首先,你只能转化你自身的能量,但你自身的能量所包含的都在你的意识察觉里。再次,一个人要转化关于爱的,而不是关于恐惧或任何想要改变的欲望。关爱和光明可以帮助人,不过为了有效,就必须要完全相信"一切都好",对任何欲求的结果都拥有内在的自由。

系统性的观点呈现出有趣的一点:分割独立是一种幻觉,每一个事物都在另一个事物里,整体存在于每个部分中。这样一种理念对于我们线性的思维可能颇有挑战,难以掌握,不过我们身体部位的功能实际上很清楚地展示出这一点。我们可以从反射学里清楚地看到这些:身体的有些部分反映出整体的状态。我们的眼睛(虹膜的颜色、形状、斑点)透露出我们全身状态的整体形象,我们的双脚、我们的双手等都是如此。对更大的群体系统而言,我们的个人系统也是如此:我们个体包含了人类存在的所有方面,这也意味着我们所观察的任何事物多少都是我们自身的一部分。

荷欧波诺波诺(hooponopono)是一种夏威夷的疗愈方法,它邀请人们依据以下的洞见来掌管我们的生活与关系:

(1)物质宇宙是我们思想的现实呈现。

(2)如果我们的思想是"致癌"性质的,那它们就会创造"致癌"的物质实相。

（3）如果我们的思想是完美的，那它们就会创造满溢着爱的物质实相。

（4）所以，我们对物质宇宙现在的样子负有100%的责任。

（5）"致癌"的思想会创造病态的现实，而我们对于改正这样的思想负有100%的责任。

（6）根本没有纯粹的"外在"这种东西，每件事物都同时以思想的形式存在于我们的心中。

当你指出另一个人身上你所不喜欢的东西，可以肯定的是你自己身上也有。而你接下来的工作就是要清除那个你不喜欢的点。

在传统的问题解决和疗愈方法中，治疗师的观念是问题来自于来访者而非治疗师，治疗师认为自身的职责就是要协助来访者解决问题。然而，治疗师为了成为有效的问题解决者，必须要100%为创造了这样的问题情境负责，他必须要有意愿看到问题同样也来自于他自身，来自于他错误的想法，而非仅仅来自于来访者。

治疗师100%为问题的出现而负责，也使得他可以100%为问题的解决而负责。荷欧波诺波诺方法邀请治疗师看到其自身以及来访者内在错误的观念想法怎样**转化**为完美的**爱**的想法。

荷欧波诺波诺方法的导师修·蓝博士（Hew Len）分享："在跟人工作的过程中，我常请神性（他所用的指代"本性"的名词），来转化潜意识里那些以我的看法、观点、反应再次显现出来的记忆。"在归零状态（他给"我们无限的永不泯灭的特性"的指称），神性就可以给我的潜意识和意识状态灌入灵感激情，让我的灵魂可以经验人们如同神性（本性）经验他们。通过神性工作，我潜意识中得到转化的记忆所转化的是潜意识里的各种类型的记忆,不仅有人类的记忆,还有矿物、动物、植物以及各种看见和看不见的存在的记忆。意识到和平和自由从我开始,那是多么让人感到兴奋神奇⑦。

和平从我开始! 这显然是一个强有力的自我宣言。为你的生命完全负责,这意味着你生命中的任何事情,只是因为它在你的生命中,那就是你的责任。从字面意义上理解,整个世界都是你的创造。这也就意味着恐怖主义者、总统、经济,以及任何你所经历的和不喜欢的都要由你来做疗愈。换个方式说,这些都不会存在,除非他们从你内在投射出来。为了要改变他们,你必须要改变自己。如果你想要治疗(或改变、帮助)任何一个人,甚至是一个有精神疾患的罪犯,你都要从疗愈自身开始。如果你想要改善你的生活,你必须要疗愈你的生命。解决任何问题的唯一方法就是对他说"我爱你",就是要把他带入你的内心,转化其能量。

系统性原则认为我们所观察到的任何事情多少都是我们自身的一部分,有趣的是,我们发现我们的梦境就是对这一点的绝佳应用。梦境都是在谈论梦者自身。由卡尔·荣格最早创立的主观释梦法,目前已经被广泛接受认可为有意义的方法。在我们梦境中出现的人物代表了我们自身的一部分,也就是说你梦中的母亲代表了你的"内在母亲",即你内在拥有你母亲的特质(不论是积极还是消极)的那一部分。任何一个梦境元素都在象征意义上代表了你内在的某个部分。你内在的场景、内在的墙壁、内在的天气、内在的动物或怪兽……从这个角度看,也就是认为如果你内心世界没有这些的话,你就不会梦到这些。这也

---

⑦　参见 Joe Vitale & Hew Len,《零极限》(*Zero Limits*),John Wiley & Sons。

是为什么识别出梦境中强有力或资源性的元素会那样有帮助。因为一旦识别出资源性的元素，你就可以与之充分地联结，内化并真正拥有它们。这个对梦工作的方法非常有意义，且容易接受。实际上，我们在所谓的"外在"现实所观察到的同样如此，一切存在都是我们的一部分。显而易见，这个观点让我们要扩展对自我的定位，"我"显然不再是把自己认同为那个狭小的个体人格时的那个"我"那么局限狭隘。

顺便一提的是，这个在外在和内在、宏大和微小、大宇宙和小宇宙之间相互响应的系统性原则，实际上代表了所有不同的水平。当一个孩子哭泣时，一颗星星在闪耀，而你的身体里的原子可以感觉到这一点。

所以，我们理解，从一个系统的视角出发，我们并不是像表面看起来的那样彼此相互隔离。不仅是我们的深层自我彼此关联，而且我们整个个体的能量系统，即包括我们身体、情绪、思维在内的三个人格层面，与更广大的系统的联结都远比表面看起来的要密切得多。各种思想观念、意识洞见在风起云涌，影响着万事万物。我们的恐惧和集体情绪也是如此，偶尔就会以传染病的形式呈现出来。世界上的冲突会影响我们的健康吗？很有可能，特别是当我们内心有什么与那个能量产生共振时。疾病和流行病肯定也可以从系统的视角来看待：它们表达了我们集体的恐惧和伤痛，正如有些物种因人类对待它们的方式而遭受传染病的痛苦时的挣扎一样。

5.2.4 系统意识如何影响我们看待和管理个体的"内在系统"？

从系统论及系统意识得到的最主要启示，就是我们整个存在也是作为一个系统在发挥作用,所有的要素之间互相紧密关联。这种观念在过去的数十年间逐渐渗透到人类的意识之中,并促进了医学及心理学领域"整体"方法的发展。我们不可能只是单一地治疗我们的某个症状。我们必须要时刻谨记整个人类系统是如何工作的,有什么深层的原因引发了所观察的结果,其实往往都是在那些看起来不太相关的地方。

当股票市场在几年前突然之间剧烈崩盘的时候,一想到我那点金融资产也许会化为乌有,便感到害怕。那点资产对我而言意味着年老时的安全感,是我唯一的生命保险。结果,我崴了我的脚踝,发现右脚踝突然疼痛异常,无法行走。右脚踝代表着我所信赖依靠的意识(右边)。没有健康的脚踝,我便无法用脚来踏实安全地行走。其实,我的身体在告诉自己:我感觉不安全。我明白了这个信息,并感谢它的提醒。我请我的身体回复原位、正常活动,它照做了。然后,我聚焦于转化我的恐惧,把自己重新置于一个坚定的信念中:我的所有需要一定会得到悉心照顾……如果我当时没有这样做,而对症状背后的原因毫无觉察,只是跑到医生那里,今天的我可能仍然拄着拐杖行走。

系统意识意味着对我们的思维、情绪与身体之间的深刻互动平衡保持觉察。我们的每一个想法、每一种情绪都渗透进我们身体的每一个细胞,对我们身体器官及生理功能的影响远比我们认为的要深远得多。

作为我们内在系统的一部分,有一个多层面的现实在回应我们发送出去的能量。我们发出的每个声音都被我们的细胞"听到"!因此,我们应当确保无论如何都是在庆祝生命,应当每日都对我们的身体说话、对我们的细胞说话。我们应当大声地告诉它们,我们对自身健康和身体状况的规划。我们绝对不应该喃喃自语,除非我们想让成群结队的细胞唤起我们的身体去行动。我们说任何沮丧挫败的话,如"我感觉糟透了!我变老了!我厌倦生活了!……"成万上亿的细胞立刻就收到了这个信息,并开始相应行动。

所以,让我们对自己的身体这样说:"我喜欢你就像你这样,谢谢你这样陪伴我。如果你感觉我在哪方面有些虐待你,请你原谅我。"在每天的某些时刻,我们不时地应该把觉知聚焦到我们的生理系统,以关爱和感恩的心态,表达"谢谢呼吸,谢谢我心脏的跳动,谢谢所有这些奇妙的节奏和功能一起处在愉悦中,处在完美的平衡中……"我们应当像对一个小婴儿那样对我们的身体说话,做我们身体的朋友。我们也应当记住饮用有品质的好水是多么重要的事情。我们的身体喜欢大量的水来更好地工作。我们经常感到或认为身体饿了,然而事实上我们的身体需要更多的水以及更少的食物。

5.2.5 系统意识对成长和治疗的实操应用是什么?

让我们澄清一下:人们为了疗愈与成长并不需要去相信任何特定的宇宙论。但对于成长与疗愈来说,有一件事情是基础:摆脱我们的受害者模式,摆脱我们的无力感,对我们经验的现实拥有一种责任感。知道是我们自身在创造我们的现实,这会带来巨大改变。知道要想让我们的生活更美好,我们所做的内在调整比等待外在改变要远远有效得多。这是系统意识在成长和治疗领域最主要的运用。我们需要让我们的来访者清楚,他们的议题只有通过内在工作才能加以解决。内在工作、内在目标、内在变化是第一位的,外在目标和外在变化是内在得到疗愈与转化之后所带来的自然产物。

这是一个最能让人感到力量的方法。也许这个方法并不能应用于所有个案,但它肯定是一个核心概念。不管怎样,它都是本性治疗的其他步骤的一个先决条件。

另一个有意思的方面是,我们并非只是孤单地或孤立地陷入我们的问题中。问题和情绪感受一样,比我们所认为的还要更多的是一种群体的经验。在我们解决个人议题的时候,实际上我们就是在积极参与把整体系统从痛苦、恐惧、黑暗中往上提升。

我们也可以把我们的关系及家庭更多觉察为一个系统。每个系统都在寻求其自身的平衡,夫妻伴侣间的亲密关系亦然。我们在一个关系中所扮演的角色有时候更多是为了一种平衡,而非严格意义上的个人模式的表达。比如,当夫妻一方过于温顺、服从或被动时,另一方可能会表达一些暴力。同样是这个会表达暴力的人,如果在一个对方更为强有力、更具反应性的关系中,那么此人则会倾向于行为更加温和。我们倾向平衡彼此的极端表现。在家庭系统中,当家庭的其他成员压抑某些感受的时候,孩子可能会把那种情绪以更激烈的方式表达出来……

总之,我们要记住:疗愈与改变只有在与本性协调一致时才会来到。不论我们为怎样的问题而纠结,为怎样的症状而挣扎,我们所需要做的就是把自身锚定在那个内在空间,那个充满光亮和资源的疗愈空间。

6
本性治疗

　　心理咨询或治疗与教育(下一章讨论)的不同主要在于:教育主要关注教授新技能,而心理咨询关注治疗未解决的议题,解决困难并且找到创造性的解决方法。它们隐含不同的目的和策略,即使它们之间的界限可能不总是那么清晰。心理辅导确实也包括教育性的方面,而教育也会为成长和疗愈提供创造性的解决方法。而且,心理咨询主要是在个人的基础上进行的,而教育主要是在群体的基础上进行的。但在此区别不是很大。然而,尽管心理咨询师需要成为一个教育工作者,而一个教育工作者也应该了解一些咨询辅导工具,我还是选择在不同的章节里对这两种方法进行探讨。

6.1 本性治疗的目标和策略：
联结内在父母，疗愈受伤的内在小孩

本性治疗是一种折中的心理辅导方式，它将几种主流方法的元素结合，包括精神分析学和认知行为主义，在一个全新的视角即超个人心理学下进行整合。虽然在本性治疗方式中使用的一些咨询治疗策略（如基本的倾听技巧、重构认知模式、识别潜在的童年创伤、对梦的工作）可能听起来熟悉，但使用这些工具的特别的方式使得本性治疗成为一个完全新颖的心理治疗方法，这种方法深刻地改变了咨询师的工作方式以及心理治疗过程的效率。本性治疗为此而负责的三个主要方面是：

▷ 对来访者的内在资源的理解和使用：其内在资源即本性的自我，他的**内在父母**被看做在当下且潜力无限的，与其内在父母的联结被看做是任何转化过程的主要目标。

▷ **情绪**只是被理解为**身体里的能量**，通过做内在的工作可以将能量从一个无力的低频的内在空间转化到一个赋力的高频的内在空间。

▷ 最后，当更深入地锚定（并且认同）前所未有的资源丰富的内在空间（内在父母）时，对咨询过程的理解不再以解决问题为目的，而是以教给转变内在空间的技能、离开和祛除对受伤的内在空间（**内在小孩**）的认同为目的。

整合这些概念并运用其进行工作、发展技能，这为咨询师对其工作的理解提供了一个全新且充分赋力的视角。转化过程与关于人类行为的复杂理论相关甚少，并不需要对问题进行理解与分析，如果言语过程不被用作内在工作的入口，就会有它们的限制，这些正在变得越来越明显。**内在工作**确实成为心理咨询过程的核心。当扔掉不必要的复杂的东西，你会惊奇工作的简易。工作有时只需要几分钟就会获得有意义的结果。

具体操作而言

有一位 45 岁的女士在一个培训的间歇过来找我。她要求给她一点时间并且开始谈论她躺在医院的可能会死的妈妈。她的言谈中混杂着悲伤、愧疚感和愤怒。我问她："告诉我你小时候和妈妈的关系。"她说由于她妈妈特别忙而不能照顾她，她不能得到母乳喂养并且被送给另一个女人抚养了多年。这使她很多年来都恨她妈妈……几秒钟之后她开始落泪。我邀请她进入她的这些感受，识别这些情绪能量在她身体的哪些部位？引导她呼吸并进入其中，完全与那些感受同在，敞开面对它们。这些感受就是她内心受伤的小女孩。引导她和这些感受对话，如同这些感受就像她自己的内在小孩："我和你在一起……我很清楚你的感受……我和你一起呼吸……这只是身体里的能量……我们能转化这些，马上……进入我的内心……我爱你……"在她呼吸的时候，我看到她流泪的脸变得平静。一会儿以后，她缓过来，说："谢谢你，我明白了，这都是关于我自己的事。我找到了我的小女孩，我意识到她一直以来都在等我……"

像上面这样的案例一直都在发生。人们在很短的一次咨询会谈中体验生活改变的经历,有时就是几分钟的事。我是一个例外的咨询师吗？绝不是。我所做的非常简单,并且我在反复做相同的事。我只是倾听,通常非常简短,因为我真的不需要太多的信息。每当我的来访者接触到一个敏感话题,我让她进入内在,识别她身体里的感受,呼吸进入它们并与它们交谈……一个孩子就能做到这些。为什么它是如此高效？因为它解决了核心问题。这个简单的过程依靠一些基本的洞察:转化的过程不会发生在脑海中,而是发生在内心。这不是关于理解,这是关于进入到内心,内心是所有资源存在的地方。问题并不在那里,它们在这里,在人的身体里,可识别为卡在身体里面的未解决的情绪能量。转变那种能量能有所治疗。这种转化过程就是祛除对我们受伤的内在空间的认同,而把自己认同为我们都拥有的有力量的内在空间,它隐藏在我们内心深处的某些地方。

现代心理疗法先是认为回忆童年创伤是疗愈的关键①,继而认为理解这些未解决的问题会对治疗有所帮助。后来,咨询师探索出了释放情绪能量这种方法,认为它有助于来访者重新获得平衡。尽管所有这些方法都有一些积极的效果,但是它们看起来依然缺少某些东西。本性治疗带来一些新的主要洞见,把成长及疗愈过程主要理解为能量转化的基本过程。

在这个新的观点中,焦点集中在内在工作而不是在专门的言语过程。内在工作可以被理解为一个有意识的过程,包括察觉和管理自己的内在空间。除了倾听、共情以及支持,咨询师还要提供必要的引导使得来访者能识别并联结进入他不同的内在空间。咨询师还给来访者展

---

① 记住心理学的四次浪潮,参见本书前言中的图表。

示如何对这些内在空间工作以及如何激活一个期望的转化过程。成长、疗愈与转化都是基本的同一性问题:我选择做谁? 我选择认同内在现实的哪一部分? 本性治疗认为,外部环境主要是一个人内在现实的反映。它旨在带来内在改变,这种内在改变将会吸引或者允许一个更为和谐满意的外部现实。它旨在通过帮助来访者看到他正在完全地创造自己的现实并赋予其力量。

本性咨询师旨在将来访者带回到被称作是他的内在父母的内在空间,那个关爱和关注的内在空间提供了爱和安全所必需的资源。从那个角度,来访者可以敞开面对他受伤的内在空间或受伤的内在小孩。联结内在父母、祛除对内在小孩的认同都展现了转变和疗愈所必需的基本需求,由此来访者就能重构关于外部现实的观点并且做出新的选择。

本性咨询师将他的来访者从过去/将来带到此时此地,从头脑带到身体,从受害者带到负责任的创造者,从无力带到赋力,从困惑带到意愿明确,从比较、评判、斗争、否定、抵抗带到接受、放下、呼吸、感受、观察,看事物如其所是。

本性治疗方法可能比其他方法需要的更多,它要求咨询师有一个高水平的个人成就,以及需要他的爱和智慧资源形成一个内部结盟。一个人不能期望引领其他人达到他自己都还没有触及的内在目标。因此,内在工作是必不可少的。我们必须完全熟悉我们所提供的实践,掌管思维,转化情绪能量,识别并重构消极的认知模式,高品质地生活在当下,强烈的责任感以及自信心……这些都是每日修炼的目标。本性咨询师知道咨询技术是一种有关存在(being)的技能,而不仅仅是技巧。咨询师已经被训练得可以完全识别和联结他们自己内部的本性经验,并且已经学到了将此经验传授给其他人所需要的技巧。

然而,正如在接下来的核心过程和基本咨询指导中介绍的那样,本性治疗方法也许并不能够满足所有可能的个案和临床需求,但是在处理它们中的大多数问题时,它是基本和有效的。它为咨询师提供了一个更清晰明确的对其工作的理解,以及要遵循的专业指南。本性治疗赋予咨询师以力量,为其提供洞察和工具,从而使他们的工作更加简单和有效。显然,这种方法可以(并且应该)与其他转化工具协同工作。有一些核心原则可以帮助澄清咨询过程,但是其他治疗工具也会给予咨询师一个更加多样化的工具来满足多样化的需求。

核心步骤

我在培训中,为咨询过程概括出了一个特定步骤,共五步。它对许多咨询过程都会有所帮助,这五步反反复复,直到内部转化让来访者满意。这个步骤如下:

第1步:倾听 咨询师首先是倾听,帮助来访者吐露烦扰自己的问题。这种倾听的主要目的不是收集信息以便让咨询师**知道**出了什么问题,而是让来访者接触到潜在的情绪能量,咨询师便可以镜射和具体化究竟是什么受伤了,什么依然有反应或没有得到解决。按动来访者的敏感按钮,把他带回到他内在敏感的现实。一旦有迹象显示确实有情绪性的或潜在情绪性的东西被触及(这可能是一个很快或很慢的过程),便进入到了第二步。

第2步:从头脑转换到身体 在适当的时刻,咨询师不需要或不关心更深入的信息,而是邀请来访者关注身体里正在发生的变化:现在的感受是什么?这是在当下"存在"的一个步骤。此时此地,你身体里的经历是什么?如果内在工作应该根据特定需求加以引导,这就是开始。

第 3 步:放大 一旦身体里的感受得到识别,那么一定有一个完全敞开面对它们的阶段,呼吸进入这些感受,接受并感觉这些感受,在必要时倾听这些感受。这是一个达到真正疗愈的非常重要的条件。如果咨询师旨在带领来访者迅速回到舒适的状态,建议放松并放下这些感受,情绪能量就会被再次抑制,并没有得到真正的解决和转化,也就没有达到真正或深度的疗愈。因此在这里的引导是:和那些感受待在一起,进入到那种感受,看看你可以怎样呼吸进入这个感受,让这个感受更强一些,更多一些……

第 4 步:祛除认同并转化能量 当感受被适当地敞开面对并且倾听时,必须清楚的是感受仅仅是身体里的**能量**。可以把这些感受当做来访者自身的内在小孩,同它们交流。通过与这些感受交流(通过引导性的语言),来访者能转化它们的能量,并使它与心灵产生共振,这就是转化所关注的:改变能量的性质,将强烈而痛苦的没有解决的情绪能量转变为轻松而愉悦的能量。进一步的疗愈可以通过引导带入疗愈之光,澄清疗愈意愿,放下过去得到实现。

第 5 步:结束 最后,应当邀请来访者花费必要的时间来完成这个过程。在邀请来访者结束按照其自身节奏的内在工作并回到咨询室之前,引导来访者呼出过去、吸入新的可能性是一个有帮助的选择。一旦回到面对面的言语交流,应该探索内在工作是如何改变了来访者对待自己的问题的视角。在这次经历中获得了什么样的洞察力?咨询师应帮助来访者澄清意愿,设置新的目标并采取可行的步骤来达到进一步的扎根锚定以及内在转化。

这个核心步骤是内在转化的一个非常有效的工具。然而,它可能在某次咨询中来得非常迅速或一点作用没有,因为来访者拥有各种各样的能力以及带着各种各样的需求进入到那个体验中。不是所有的咨询会谈都包括这些步骤。有些会谈可能确实要花费95%的时间来倾听和镜射,而仅仅5%的时间花费在锚定或重构观点上。但是,不管情绪能量在什么时候出现,这个核心步骤将会是最快、最有力的转化情绪能量的方法。

心理咨询过程

不论是对什么样的来访者,只要是想解决未解决的情绪模式,整个咨询过程就可以遵循一个标准的流程,但显然有许多不同的情境和需求。没有统一设定的规则,也没有统一设定的时间点。有些人也许需要一次会谈,有些人可能从来都没有真正体验过它,而有些人只是想找到既定挑战的解决办法,并没有任何愿望去探索可能的过往创伤或未解决的个人模式。但总的来说,我推荐按部就班进行,要知道总体目标总是一致的:通过扎根本性实现内在转化,这实际上意味着未解决(低振动)的情绪及思维能量需要被识别和转化,从而带到个体更高振动的层面上。

(1)**评估**:在咨询过程的开始,咨询师需要评估来访者的背景,寻找未解决的模式的信号。有一些明确的指南来引导这样一个评估过程(我在培训中有教授,这里不再做介绍)。

(2)**倾听**:下一步包括探索来访者的童年和可能的未解决的议题。这是谈话/倾听的部分,在大多数个案中,当下的问题在这里被探索,并与潜在的根源于童年经验的未解决的模式重新关联。每一次会谈的开始可能都会回到这一步。

(3)**镜射**:在这些言语交流过程中,探索当下出现的情绪能量以及所表达的消极的认知模式是非常有用的。交流的不是事实或外在环境的事件等,而是这些对来访者在认知或情绪方面的影响,来访者选择怎么看、怎么想、怎么感受或体验。咨询师的目的并非是要直接解决一个外部的问题,而是帮助来访者看到他的选择:他选择成为谁,他选择如何经验这些外在环境。

(4)**核心步骤**:通过这个过程,咨询师将集中于教授来访者**存在**(识别身体里的感受)、**放大**及**转化**能量有关的技巧。一次次的练习这些技巧将会为来访者提供坚实的基础,从而他可以去净化其内在空间,与其更有力量的内在父母建立更强有力的联结。

(5)**锚定**:焦点将进一步集中于教授如何识别和联结不同的内在空间,尤其是受伤的内在空间(受伤的内在小孩)和资源丰富的内在空间(内在父母)。咨询师的最终目标是帮助来访者扎根自己并认同为他的本性或内在父母(发展出一个进入她/他内在父母的强大的、简易便捷的通道)。他邀请来访者坚定地认同为自己的本性,祛除对有限模式的认同。

(6)**整合变化**:最终,咨询师在来访者整合变化及在其现实生活中做出新的选择方面给予帮助。这意味着焦点问题解决法、识别需要、设定目标、澄清意愿、明确具体步骤和行动。

6.2 本性治疗的七个基本原则

在整个咨询过程中,我们有七大原则来指导咨询师的工作。咨询师必须确保来访者能够体验并内化这些方面:

责任:一切关乎于我;

锚定:寻找内在父母;

临在:此时此地我身体的(感受);

放大:敞开面对一切(拥抱);

转化:转移能量(疗愈);

祛除认同:我选择处在怎样的内在空间;

整合变化:制定出实际步骤。

这些原则中的前两个——责任和锚定,是有效实施核心步骤的先决条件,核心步骤包括接下来的三个原则:存在、放大和转化。最后两个原则是完整地结束程序并能够深化治疗效果的方面。

除了核心步骤(存在—放大—转化),这七条原则并不一定按时间顺序出现(虽然它们很可能出现,特别是在一个咨询过程的开始阶段)。事实上,它们具有系统性,它们在治疗的各个阶段相互补充。它们大多数都不止处理一次,而是反复多次,直到它们能够全面整合和实现内在转化。

这七项原则将有助于整个心理咨询过程。它们可能很容易表述和理解,然而它们需要一些实践和经验才能被充分而有效地掌握。这些原则的部分内容已经在我的著作《由心咨询》中阐述过。这里,我想回顾并进一步阐释这些原则的意义和重要性。而小组实际操练的培训，是真正掌握这项工作的必要要求，以及在运用这些不同的工具方法时的适当督导，同样是必需的。然而，你现在就可以开始练习，当你阅读这些内容时你可以获得什么样的洞察力。一直都是这样，个人成长和操练是学习这些技能的关键。

6.2.1 责任：一切关乎于我

咨询师必须从一开始就明确——在必要时还须重复——我们创造了我们自己的经历。无论在我们身上发生了什么事情，都是我们选择了经历。这个选择也许是无意识的，但它依然是一个选择。一个简单且非常有效的方法可以证明这一点，就在于下列的几个问题：

问：告诉我你觉得别无选择而不得不做的事情？

答：我不得不纳税；我不得不工作；我累了的时候不得不睡觉……

问：嗯，如果你不做会怎么样？

答：我会遇到各种麻烦……

问：所以，你**选择**做什么？

答：……我选择这样做！

问：这样是否感觉有所不同？

答：是的。

这确实会带来不同，让你的感受产生巨大差异。突然之间，你的意识从一个受害者转变为是你在创造自己的现实。从一种无能为力的状

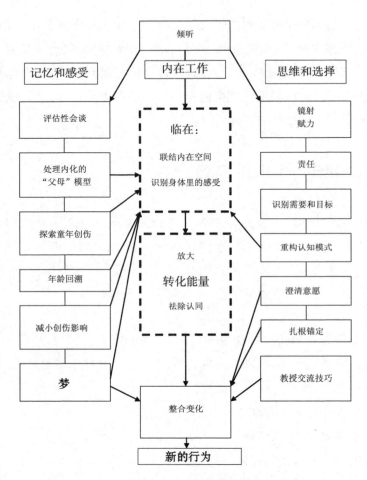

图 6.1　本性治疗图示

态进入到你重获能量的状态,并且步入自己的力量之中。这里的关键是要明白,我们**总是在**选择,这甚至是我们感觉或考虑事情的方式。

　　问:请回想某人让你感到有情绪的场景。

答：我的伙伴不信任我或者对我撒谎时，我觉得非常烦恼郁闷……

问：你能在那个感受前加上"我选择"再重新表述这句话吗？

答：我的伙伴不信任我时，我选择感到非常烦恼郁闷……

问：感觉是否有所不同？……

答：是的……但是……在有些情况下，我会觉得很难说出"我选择"。

问：比如呢？

答：当我被攻击、敌对甚至被暴力对待时……

问：如果很难说出"我选择"，你可以探讨另外一个有趣的问题：为什么我吸引了这种情况进入到我的生活？我内在的什么让我经历这些？我内在的什么让我有这样的感受？我如何安排，是要让我自己从中学到什么？

　　不论我们面对怎样的经历，都是我们自己选择看待它的方式。我们选择如何去认为它，我们选择如何去感受它，我们选择如何行动与反应。不论我们发现自己身处何种情境，无论我们经历怎样的感受或内在状态，都是我们在以某种方式创造或吸引了这些。因此，任何受害者的观点都是一种错觉。我们从来都不是任何人或任何事的受害者，如果我们想办法解决我们面临的挑战和困难，如果我们想要重获生活的力量，我们必须开始这种洞察力。我们必须要开始把自己拉回到驾驶员的位置，认识到正是我们自己的选择使我们有所作为。我们的内在现实塑造了我们的外部现实，而不是相反。我们的内在心境是首要的，那是我们可以创造改变的条件。

　　因此，在本性治疗中，无论是什么问题，我们都不会聚焦在外在的情况或关系上。我们甚至不会去特别处理那些问题,我们处理的是来访者看待他的选择、他的感受、他的认知模式以及态度的视角。

这个责任原则并不是什么新鲜事。大多数的咨询方法现在都普遍认可这一点,但它是如此的基本,所以我们必须把它放在我们的基本原则中。而且,更重要的是,我们必须看看我们如何能适当地教导我们的来访者对发生在他们身上的什么事都承担全部责任。

本性治疗的方法比其他大多数方法在更深入地应用责任原则。基于我们前面几章所探讨的氛围,我们可以很容易扩大我们的理解。如果有人辩驳:"关于性创伤、强奸或暴力侵犯又怎么样? 事故或自然灾害造成的创伤又怎么样呢? 我们当然不用为此责任,难道不是吗? ……"我们可以说:不一定。我们需要看待的问题是:"这些告诉了我关于我自己、关于我自己的模式的什么?"即使是我们唯一见证的事情,我们可以自问:"为什么我见证了这些? 这在告诉我什么?"

一个刚生完孩子仅一个月的年轻女士找我咨询。她和丈夫及公婆(他们反对这门婚姻)的关系从一开始就很艰难,但她坚持嫁给她丈夫。之后曾有一些家庭之间的争斗,她丈夫站在他父母一方,没有支持年轻的妻子。并且,丈夫还侮辱和过分地要求她。婴儿出生时,公婆过来同住但却拒绝她的父母过来。共同生活使关系变得异常紧张,以致丈夫和公婆声明她与宝宝最好离开而回她的父母那里。她几乎被正式赶出这个家,甚至没有带任何她的个人物品和宝宝的东西。两个星期过去了,她仍然无法联系到她的丈夫以得到一些基本的帮助。她很绝望。

显然,在这样一个十分脆弱的情况下,心理咨询师的支持、共情和可能的基本法律建议都是必要的。但是,除了处理危机情况,有一些更深层的问题需要解决。如何帮助她走出受害者模式？如何把她带到一个更加赋力的状态，让她可以开始把握自己的新生活，聚焦在当下和她的孩子，相信未来？需要探讨的问题是：她内在的什么使得这些状况进入到她的生活？什么未识别的需求迫使她在只有拒绝的情况下还一直接受并走得这么远？……她从中学到什么？

最终，找到这些问题的答案，才会使她看到这个经历是带给她成长和疗愈的一个礼物。如果她能信任她的内在力量并跟随内心的指引，就为这种情况打开一扇看起来更为理想的门。

从更深的层面讲，责任原则意味着，出现在我们生活中的一切仅仅是我们自己的"程序"的投射。正如我们在关于系统意识的一章中所看到的，我们在现实中经历的一切都是自己的一部分。我们所观察到的都是我们的一部分。如果它们不是我们的一部分，事情将不会出现在我们的意识中。最终，我们必须要清楚地知道没有"在那里"这样的地方，这一切只发生"在这里"。

责任原则是赋予个人力量的重要一步，这是成功制定治疗过程中其他步骤的前提。它对咨询过程有三重含义：

第一，咨询侧重于来访者(而非其他人)，并且以他的内在体验(而非他的外部现实)为主。咨询侧重于他如何创建了不想要的经历，以及他如何通过清除所有的负面程序来创造不同的经历。

第二，来访者对自己治疗的成功与否负责。咨询师可以指示其中的关键和技能在哪里，但只有来访者自己决定他准备好要走多远多深，以及做多少引导性的内在工作。

第三，责任原则对咨询师一样适用。由于来访者的负面模式出现在咨询师的意识中，所以咨询师可以像对待自身的问题一样对它们进行工作。咨询师应该做自己的工作,疗愈或"转化"自己与来访者共享的那一部分。

教授责任

识别选择是引领来访者洞察完全是他自己创造了他的现实的首要且最简单的方法。咨询师必须始终如一地镜射正在做出的选择,没有任何指责或评判,只是引领来访者去看:看看你是怎么想的,怎么看的,感觉如何,怎样行动……这些都是你做出的选择,都是可以的。你就是这样创造出了你的经历。你有可能做出其他选择吗?

当来访者陷在受害者的模式里,他就是没有任何选择的时候,必要时我们需要做简单的示范。如果他做出一个不同的选择,会发生什么?他所不愿意付出的代价的底线是什么? 当他所面对的情况看起来几乎不是他的责任,他依然在选择如何看待它、如何思考它、如何感受它。

责任原则的另一方面是要承认这样一个事实:当下的大多数问题或困难是早期未解决的创伤造成的。识别源于过去痛苦的认知模式和未解决的情绪能量,将会极大地帮助疗愈过程更好地集中在内在工作上,可以更好地敞开面对受伤的内在小孩。咨询师的首要任务之一是带给来访者这样的洞见,即让来访者清楚正是因为一些未解决的消极程序和情绪能量使他正在经历困难和痛苦。就像来访者一直拖着一个垃圾箱,那是需要被查看的,如此垃圾箱才能被清空并最终被全部扔下。

一位年轻的男士与反复出现的噩梦挣扎,在梦中他想杀死几年前用无礼的绰号取笑他的一个同学。他依然无法摆脱过去的创伤情境,感觉到充满仇恨,同时又无能为力,因为那个人现在并不在他身边,并且比他强壮得多。当探寻他的童年时,好像他的父母从来没有给过他所需要的爱和认可。他的母亲总是说他又笨又丑,而他的父亲则抱怨他所做的一切。这位男士明显缺乏信心和自尊,不是因为这位同学,而是因为他早期的成长环境。他所感到的对他同学的这种伤痛和仇恨,其实是他对父母一直以来的感受的一种投射,但他一直没有真正去承认。这种洞察帮助他明白,同学对他的态度只是一种他内在持有的模式的响应。他给自己造成了那种状况,因为那是对他未解决的内在现实的一个完美反映。同学的不尊重透露出他对缺乏父母关爱和支持的真实感受。

责任原则与意愿原则紧密关联,它们都和做出选择有关。所以,真正的问题是:你想要什么?必须要有治愈的渴望,有面对内在受伤空间的意愿,祛除对它的认同,拥抱它并且转化它的能量。这些都是治疗过程中的下一步。

6.2.2 锚定:寻找内在父母

在本书的第一部分探索了可称之为"我们的本性"的那部分。我们已经明确人是多面的,同时在不同水平的现实里发挥着作用。在我们常态的觉醒意识和个体身份之上,我们都还拥有一个超个人自我,即拥有无限资源的那个层面。对大多数人来说,我们只是部分地与之联结。很明显,任何成长和治疗的目标都是探访那个内在的力量空间,所有用来疗愈和幸福的资源在那里都可获得。

为了简化事物,在此采用一种大家都能理解且不需要很多解释的方式进行叙述。本性咨询师聚焦于两种容易识别的内在空间:(1)受伤的内在空间(即承载我们过去的记忆,包含我们的感受、犹存的伤痛

和有限的认知模式,就像一个希望得到爱和认可的受伤的内在小孩);
(2)资源丰富的内在空间(我们自身的一部分包含了我们寻求的爱和
安全等所有必要的资源,这就是我们称之为内在父母的空间)。内在
父母与我们现实中的父母没有一点关系。无论我们的父母好坏与否,
我们都拥有可提供我们所需要的一切东西的内在力量空间。我们称其
为内在提供者、我们的灵性自我、我们资源丰富的自我或任何你想为之
命名的名称。为了简单明了并基于我们的经验,我们选择把这一内在
空间称为内在父母,因为这也是大多数人能够容易识别的名称(它明
显是我们所追求的)。

　　本性咨询师的首要目标之一就是帮助来访者识别这两个内在空
间,确保来访者能与之联结,能对它们做出区分,并且对自己想要成为
的存在状态做出明确的选择。在大多数情况下,来访者在多大程度上
倾向于把自己认同为受伤的内在小孩将会很快显现。内在工作需要持
续不断地探索,包括寻找和扎根于内在父母。从这个角度出发,受伤的
内在空间就可以得到充分地满足、拥抱和转化。

"内在父母"究竟是什么

　　内在父母可以定义为,我们体验到的与本性联结的那个内在空间。
这一术语不能全部包括与"本性"一样的事实。内在父母更像是"我们
从自身生活经验的这个特别角度联结的那部分本性"。不知何故,本
性仍有在它面纱之外的一个更高的维度。但是内在父母能够联结一些
更高维度的力量和属性,它是能够感觉到与爱、光、力量这样深层资源
联结的内在空间。

内在父母既非阴性也非阳性,它包含有阳刚和阴柔两方面的特质。它超越了性别,超越了二元性。在我们的梦境中,我们资源丰富的部分或许看起来像一个年老睿智的男人或女人,或者像一个表现出自由感的快乐的孩子,或者像一个表现出本性特质的任何人。这里的"父母"只是一个比喻,和所说的"小孩"一样。我们不是在谈论意象,而是在谈论内在空间。

内在父母不是那些需要去信仰的东西。它是一种主动的体验,是一种我们对感觉资源丰富的内在空间的认识,在其中我们可以获得一种力量感。在那种"状态"下,我们可以似乎没有距离地看待现实,让我们感觉更为自由;在那种"状态"下,我们可以用开放、平和、信任、悦纳的心情来体验任何现实;在那种"状态"下,我们只有唯一而明确的肯定:"一切都好!"内在父母就是那样一个内在空间,在那个内在空间里,我们可以去感觉我们身体里的感受,去倾听我们受伤的内在空间(犹如我们自身的内在小孩)。

探访内在父母

当我们的头脑想要去掌握这个概念、去理解和解释时,我不得不反复强调,内在父母需要的更多的是经历体验而不是言谈讨论。咨询师的目的就是要提供那种体验,知道每个人都能进入其中加以体验,即使遭遇强烈的怀疑和抵抗,也依然深信不疑。

我经常问的一个问题是:那些没有一个积极的父母模型的人怎么办? 他们怎么找到他们的内在父母? 的确,那对于他们来说可能是一个挑战。我们从自己父母身上整合来的爱和关怀的模式对于帮助我们形成这种内在通道是非常重要的,但它们并非不可或缺。那些没有积极父母模型的成人甚至是孩子,他们仍然能够进入内在资源。当被问到"一个完美的充满深情的父母会怎么做?"他们通常知道并且能够角色扮演。一个人的高我总是在那里,比我们认为的要近得多。任何一个个体,甚至是强烈认同他们受伤的内在小孩的人都能够找到自己的内在父母。然而,他们可能需要一些帮助,那就是他们来咨询的原因。

我有一个来访者是一位刚三十出头的年轻男士,他在抑制和失败的模式中挣扎。他感觉他永远不会在他任何努力取得的成就上获得真正的成功。尽管他知道自己精明能干,但不管他做什么,他从来不能做到足够好。他总是以放弃终结,既对自己不满,也对取得的结果不满。

来访者:一个朋友告诉我,他最近得到晋升。他现在拥有一个非常好的职位,一份很好且有创造性的工作。我愈加美慕嫉妒他,因为我知道若我在他的职位上会比他强十倍。但是我一无所获!我有上千的好想法,但是我没能成功地做出一件来。他只是有了一个想法,却一以贯之直至成功。

咨询师:你一直都是那样的吗?

来访者:我曾经在学校是非常优秀的。其实,我好多年一直都是第一。我记得我曾经在一次数学考试中得到 20 分,满分。我每样东西都是完美的,但是老师仍然不高兴。他说他出的题太简单了,下一次他会保证出些让我们头疼的真正的难题。并且他也那么做了。在下一次考试中我仅仅得到 17 分。老师嘲笑我,他得逞了。

咨询师:你当时什么感觉?

来访者:……我感觉没有被认可,一点都没有被欣赏和支持。

咨询师:是的,并且这种感受仍然在你的身体里面……

来访者:是的,我能感觉到……

咨询师:很好。保持那种状态,敞开面对它……去呼吸、感受……
能量在你的身体里……记忆……你能回想一个你为自己
感到骄傲的时刻吗?(**寻找无能为力的例外情况**)

来访者:……我记得那时我应该有10岁,我们在体育课上有一项
比赛:跑800米,绕着运动场跑好几圈。在第一圈的最后,
我独自冲在前面,超过其他同学有50米。老师冲我喊:
"慢下来!"但我没有理会。我感觉非常好,我第一个跑
完,远远超过其他同学。我得到了金牌。

咨询师:你感觉怎样呢?

来访者:我感觉到一种强烈的快乐和力量感。不只因为我赢得了
第一,而是因为我感到了在身体里的那种力量,那种自信
的感觉,是一种心灵深处的快乐……

咨询师:回到那种感受中……你能记住非常好。你现在能再次进
入那种感受吗?……

来访者:可以,并不困难……

咨询师:用些时间呼吸,进入那种感受,去加深那种联结……这就
是一直在那里的内在空间,把你自己锚定在其中。那是你
接触真实的自己的地方,那部分的你强壮、有能力并且充
满自信……你想从那样一个地方来过好你的生活,对
吗?……

来访者:嗯。

咨询师:那部分的你说:我强壮,我非常有能力……确保在你的内在确认这些,吸入这些感受……一切都很好……我可以获得任何我想获得的东西……

联结内在父母不需要特殊的技巧。它不是一生实践或非常严格练习的产物。它是我们在日常生活中定期都会做的很自然的事情,任何我们感觉到情绪高昂、充满自信、幸福快乐的时候,就是我们在与内在父母联结。然而,我们需要能够按着我们的意志联结内在空间,尤其当我们最需要它的时候,也就是我们感觉极其无力或陷入情绪中的时候。

如何步入我们称作内在父母的内在空间?很明显,我们只能在当下这一时刻、在**现在**的意识中联结内在父母。这意味着我们要更高质量地与自己同在,有意识地感知我们身体在此时此地的呼吸和感受。在那种内在联结中,犹如打开了一个通道,把我们和我们"更高的存在"即光和力量,联结到一起。

作为咨询师,我们必须准备好在这个过程中伸出援手。但我们不是给来访者讲课,而是提供给他们简单易行的体验,指导其内在工作。这显然是本性治疗的主要策略。有一系列的方式方法能够为来访者提供与有力量的内在空间的联结,这些方法简单有效。因为我要在后面的章节中进一步阐述这些方法,所以让我们先在这里简要回顾一下:

(1)有意识地呼吸

只是简单地回到呼吸,有意识地呼吸,更深地呼吸,感受随着呼吸而进出的能量,这些方法依然是联结内在更有力量的空间的首要的基本工具。几个深呼吸,有意放慢并加深呼吸,这样会即刻使内在状态发生变化。关注呼吸时的感受,关注与大地联结、与围绕在我们周围的整体生命的联结的感受。

（2）安于当下（临在）

回到"此时此地"，为我们提供了另一个主要的进入内在资源的钥匙，因为本性只能在**当下**的时刻被发现。全然地临在，敞开面对"存于当下"的感受，也就是停止思考、开始感受，敞开面对我们在当下的内在现实。从头脑转换到身体，没有什么事情需要去理解，事情只是需要去感受，去敞开面对。"我现在到底在做什么？我现在究竟是什么感觉？我现在到底在想什么？……"

安于当下（临在），是本性治疗的一个主要原则。我们将会在下一部分深入阐述（6.2.3 章节）。

（3）祛除对我们受伤的内在空间的认同

这是另一个主要原则（参见6.2.6 章节）。我们不是我们的感受，不是我们的思考模式。我们只是观察它们自动地将我们带到离内在父母更近的地方。然后我们开始和我们的感受交流，它们就像是我们的内在小孩："我和你在一起，我和你一起感受，我和你同呼吸……一切都好，进入我的心灵吧……"

（4）发展接纳

这包括选择进入到内在空间，我们可以说"我们接受事情的本来面貌，接受他人的本来面貌……""不论我们感到什么，我都可以去感受。""这些都只是经历……""一切都好……"接纳是停止斗争、停止抵抗、停止脱离内在资源。相反，我们选择在我们所在，是我们所是，和我们的内在现实在一起，其实就是接受感觉并与我们的感受同在，祛除对它们的认同。内在父母拥抱、欢迎并接受感觉。

关于接受的提示：我们在这里讨论的是关于内在空间的选择。这并不意味着我们应该从来不说"不",也不意味着不能为不想要的情境做出行动以便有其他选择。但当外部行动来自力量和自由的内在状态时,总是会更加高效,那是魄力而非攻击。

(5)识别、想象、角色扮演完美父母

想象完美的父母在我们受伤的情境下会怎样说或怎样做,这通常会很有帮助。如果在我们伤痛的记忆浮现的时候,想象完美的父母站在我们面前,那样会更好。这个角色扮演让我们改变了视角,在联结我们内在力量空间的感受时,祛除了对我们受伤的内在空间的认同。如果需要,资源性模型可以在梦境或记忆中找寻。"有谁曾真正爱过你?""有谁曾展示过那些你所寻求的特质?"……在来访者角色扮演之前问这些问题可能会有帮助。"想象一下你就是那个人,进入他的视角中,进入他的世界里……是怎样的感受?……吸入这些感受,让这些感受成为你的……现在,你如何看待你受伤的那部分?你想告诉它什么?你想做些什么?……只要说:我在这里,我和你在一起……我爱你……"

(6)引导内在工作,创设观想

引导来访者进入能够提供新洞见的内在经验可能是合适的。对此,我已经阐述过不少实例(参见《由心咨询》)。一个简单有力的敞开面对我们本性的方法是:想象我们或坐或站,后背依靠着一棵粗壮美丽的大树,深深地呼吸,感觉到树根深深地扎入大地。我们可以感觉到那种存在,可以把自己认同为它……

另一个充满力量的观想是:一个光圈围绕着我们,那是我们自己的领地,我们在其中感到非常安全。我们也可以想象一个充满光的球体围绕着我们:"闭上你的眼睛,想象一个充满光的球体围绕着你……敞开自己感觉那个光……吸入那个光……欢迎它进入你的整个身心……"

（7）寻找无能为力的例外情况

问题并非一直在发生。总是会在某些地方、某些时刻，当事人完全没有意识到问题的存在，因而也就不会感受体验到问题，也不会用同样的视角看待问题。回到那个问题没有发生的时刻，识别在那个时刻有什么不同，这会带来强有力的认知观点的重构。

（8）探讨"本性问题"

旨在识别无能为力的例外情况，可以探讨一些具体特定的问题。在适当的时候，你可以问：

你能记起你曾经充满自信，以自己为骄傲，或者开心高兴的那一刻吗？你能重新联结那种感受吗？

你可以想象自己完全从这件事情中解脱出来吗？那会是怎样的"感觉"？

当撇开这个难题/问题时"你"还剩下什么？……你会有怎样的感受？

在这个问题出现之前的那个"你"是怎样的？你当时的感受是怎样的？你能回到问题出现之前的感觉中去吗？感觉是怎样的？

这些简单的问题可以带来深刻的影响。它们可以为来访者打开一扇门，让他们与那些无法触摸的内在空间重新建立起联结。它们帮助来访者识别出资源，探索如何走出那些看起来无望的想法。

这些问题也可以通过两个人面对面坐着，以反复提问的方式进行探索。当一人停止说话时，另一个人重复问同一个问题，而不给予任何评论或响应，在反复提问的时候只是以提供完全支持性的态度在场。

问题可以在 5 ~ 6 分钟内得到探索,包括各种各样的问题,比如:

你真正是谁?

是什么阻止你活在**此时此地**?

你现在体验到什么?

什么模式在你的生命中一次次地重复?

什么让你感到空虚?

你在用什么填充你自己?

什么让你高兴?

你究竟想要什么?

你最强烈的欲望是什么?

(9)积极心理学

寻求解决方案而非分析问题;

识别技能、长处、资源;

关注成功,关注快乐的时刻、开心的经验;

列出所有的礼物,对我们所拥有的心存感恩。

(10)承担全部责任

识别并认可选择;

回到零受害的视角;

探索:我内在的什么让我这么想/这么感受?

这个经历在告诉我关于自身的什么模式?

敞开面对这样的觉知:不论什么发生在我们身上,多少都是我们吸引它们而来的(吸引力法则)。

(11)重塑负面或局限的认知模式

负面思维是我们受伤的内在小孩的属性。识别我们负面的认知模式,把它们重构为更为积极正面的观点,这是联结更为有力量的视角的主要工具。

(12) 练习"本性确认"

有意图地使用特定的**自我确认**将会带给我们身心更高的能量。这些自我确认是激励性话语,它们就像是能够打开内在之门的钥匙。认为这只是自我暗示或幻想的人应该多花些时间练习和体会。当他们把一些真正的意识和意图放在自我确认后面的时候,他们会发现这些话语拥有真实的力量。以下是一些本性确认宣言的实例:

"一切皆好"

"我能获得任何我想要的"

"我是我自己现实的创造者"

"我是平和"

"我是爱"

"我是光"

"我是喜乐"

"我是光和疗愈的存在"

"我祝福所有的人"

"进入我的心灵"

(13) 澄清意愿

归根结底,所有时间我们必须要做出的一个主要选择其实是:"我想要继续保持这个局限的、痛苦的视角观点吗？还是想要走出这个观点,完全敞开面对真实的自我？"光和疗愈是我真正所需要的,但我必须要做出一个清晰明确的选择。澄清意愿就是要做出新的选择,设定目标(包括存在目标、行动目标、内在目标和外在目标)。

（14）提供概念性洞见

理想而言，我们关注于提供经验而非概念。但在一些体验性的练习之后，关于内在父母（我们的资源性内在空间）和受伤的内在小孩（我们受伤的内在空间）的讨论是有帮助的。关于这些不同的内在空间的洞见，识别它们，并祛除对任何局限或让我们不舒服的经验的认同，可能会帮助我们澄清一种"本质"的身份感。内在父母和内在小孩的隐喻，简单到任何一个人都能够理解。对此，并不需要复杂或哲学性质的讨论。

（15）冥想

联结本性是许多被叫做"冥想"的灵修的主要目的。的确，冥想竭力将我们的意识谨慎地提升到我们内在世界的更高水平。它像是攀爬朝向超个人自我的内在之梯，能够短暂地与之接触。当达到充分接触时，有意识的思维和高我将会发生有效的相互作用。

冥想是自我探索的一种方式，是直接获取更高资源的通道。冥想作为一项常规练习是一种个人选择，但最终它将成为与呼吸一样生死攸关的事情。日常生活中的片刻宁静，有意识地呼吸，进入内在平和安宁的空间，敞开面对我们本性的存在，吸纳它的光芒，向我们周围的世界发出光，感到联结……所有这些练习都让一个人深深地感觉到踏实和充满力量。日常练习对我们的身体、情绪、思维有一个深刻的影响，它提供营养，帮助平衡，促进转化，产生疗愈，滋养整个身心。

许多人花费时间阅读启发灵感的书籍或默想有灵感的想法，这可能确实会引发内在识别和意识觉醒。但在有些情况下，它只是在头脑思维层面上。当把思想放在一边，只是关注"存在"的内在体验，我们可以说冥想开始了。冥想不是想象或想法，它是返回到我们身心存在的核心部位,触摸极乐的内在空间,在这个内在空间里"我……以及一切都好"。

一些人在尝试冥想后放弃了,他们对自己从体验中所获得的感到失望。我在最近的一个培训中被问道:"我们为了发展与本性的联结,真的不得不练习冥想吗?"我的回答是:这完全取决于你如何理解冥想,如何去练习冥想。你不必盘腿一坐数小时,也不必练习特定的呼吸和观想。但是,不管是什么对你起了作用,都是在探寻和敞开面对你更深层的自我,也就是你可以在内在找到的光和爱的存在。这意味着真正的意愿和真正的经历。当你走在喧嚣繁忙的街道或在超市排队等候时,你都可以做这些。有些人可能会选择一个更加积极的冥想方式,像爬山、看日出或练习太极拳。然而,不管你选择什么样的练习方式,它都应该引导你对"进入内在"感到熟悉,可以敞开面对有力量的内在空间的感受。

另一个有帮助的洞见是:如果受伤的内在空间和消极的程序还没有被清除,就不可能拥有完全成功的冥想。向上的工作和向下的工作是连在一起的。如果你否认你的内在小孩,你就不可能充分敞开面对本性。当你成功地与你更深的内在现实同在,成功地识别并转化阻止你到达更高层面的能量,你的冥想就将获得成功。

究竟如何冥想

对于那些想要探索冥想但又需要进一步指导的人,我很乐意分享我自己的经历和观点。和其他著写冥想的人一样,我发现自己也面临着自身的局限。但是,这一定要比我有意识谈论或写作出来的东西更为深远。

通过冥想来敞开面对本性的意向性行为始于静止身体和思想，关注呼吸，敞开面对当下更高层次的意识。冥想超越了思想活动，它要求一种思维的静止，一个有意识地进入更高维度的内在本性的愿望。

冥想是关于**存在**，不是关于**思考**。存在可以通过感受来探索，关键是：当探索冥想时，探寻与本性有关的内在空间的感受，感受平和、喜悦、关爱、光亮，感受"当下存在"……进入而不是思考这些感受。如果你的思维静止，你就可以更好地感受这些。你可以通过以下方式获得这种感受：关注身体里的感受、感受呼吸、完全与发生在你身上的任何事情同在。

冥想需要祛除对身体、情绪和思维的认同。我们首先需要放松身体，轻柔地请它保持安静一会儿。我们可以对情绪做同样的工作，即将情绪带到平静和平衡的状态。然后我们必须把思维带到一个清明而持续关注的状态：不要思考，只是感受，此时此地，在身体里，进入我们更深的本质的**存在**。

当我们在意识中制造出一些空间后，我们就可以确认和宣告、呼吸和感受："我是光的存在……我是无限的爱和光芒四射的平和的存在……我是联结了所有生命的存在……"

我们需要在一段时间把我们的内在警觉和内在沉静保持在一个尽可能高的水平上。我们保持深呼吸，敞开面对和我们的经历有关的感受，尽可能消除头脑里那些自发的活动。这个静默的阶段是接受和记录更高影响的必要条件。

要想达到并保持一个令人满意的内在沉静的水平，那就需要坚定的决心和毅力，需要一种持续的意志力和行动，因为会有一大批的印象、感觉、画面或想法侵入我们的意识领域。通过不断练习和坚持不懈，我们掌控的能力得到发展。

无需与来自身体、情绪和思想的侵扰因素斗争。取而代之的是，我们需要不断地回到这样一个清晰的焦点，即只是把注意力集中在呼吸和感受上。

我们有几种方法可以使用。一种方法是反复重复一个短语或一个词，一个"咒语"或强有力的断言（像藏语"唵嘛呢叭咪吽"）；另一种方法是唤起一种意象并使它在我们意识的中心保持清晰和稳定。能最好地达到这个目的的是那些能带来平静、平和或静默状态的词语和意象：如倒映着蓝色天空的平静湖面，一座雄伟的山峰，沉寂夜晚里星光璀璨的天空。

不同类型的"印象"或"灵感"可能会在我们的意识中显现自身，它们通过一些明确的洞见以视觉或听觉的形式呈现，或以内在想要去行动的愿望呈现。我们可能看到、听到或突然明白问题的答案，或只是在那一刻需要的指引。

不过，我们需要区分幻想的影像和真实的灵性洞见。任何没有清晰传递"更高"信息的意象或气氛，都不应该给予注意。经过一些感受性练习之后，一个人会越来越意识到意识功能的水平。如果它是在情绪或虚构想象的水平上起作用，听到的声音或看到的影像倾向于给出一个人个性的信息或印象，还会带有一些强烈的感情色彩。

真实的"灵感"来自高的层面，换句话说，它通常是不诉诸感情的，与通常的人格模式不同。这些信息简短、深刻、意味深长，通常涉及一个人的灵性提升，包括明智的建议，可能指出需要纠正的错误、需要养成的灵性品质或要达成的更高目标。这些信息有时是象征性的，即使那些言语或意象画面看起来有某种具体的意义。

随着更高层次的练习,在意识思维和高我之间可以建立起一个**对话**。冥想出的某个问题可以接收到一个及时清楚的内在答案,这个内在答案好像可以明确地表述出来,呈现到意识之中。

另一个在更高形式的冥想中获得启发觉悟的体验是,在冥想者逐渐可以识别或统合他自身于本性意识当中时,这样的体验就会发生,不过这可能只是部分或瞬间的体验。这种内在的联结,通过这种与自我的"接触",冥想者感到和谐一致、生动活泼,犹如再次充电。效果是深刻而令人启发的,他内在充满了肯定、勇气、快乐和力量。这种经历也许看起来好像是那些完全把自己投身于冥想的高水平门徒的专利,其实不然。这种经验可以自发地发生在我们任何人身上,甚至无需任何特别的培训。在许多未受过培训的人的梦里或睡眠期间,这种冥想都可以出现。我们可能会在一个灵性经验的生动记忆中醒来,感觉神清气爽、充满能量,并已经准备好重返生活的舞台,直面其挑战。

在冥想中内在联结的另一个方面是,可能的印象延迟的感受。在接纳性的冥想中,经常好像是什么也没有发生。我们保持在一种空白状态,对任何新东西都变得没有觉察,除了感觉到一种安静与轻松。但这并不意味着冥想没有用或者是失败了,因为一些灵感经常在这一天的晚些时候甚至是另一天进入我们的意识。这种灵感可能在另一个冥想或我们从事着非常不同的活动时出现,它也可能是在放松的时刻或者是在早晨醒来的时刻出现。不管是什么时候,我们都应该能认识到明显失败的冥想和随后的灵感之间的关联。

因此,我们应该在冥想之后保持一种警觉和专注的内在态度。我们可以训练自己发展出一种双重意识,即一边正常地关注我们的外在活动,同时把我们一部分的注意力转向我们的内在世界。这是"观察者的态度",不仅观看外在世界所发生的,同时观看丰富多样的内在生命层面所发生的一切。

6.2.3 临在:此时此地,在我的身体里

"我们时代最重要的疗愈信息是与我们自己的内在真实同在,然后问题消失。"

——盖伊·亨迪克斯(Gay Hendricks)

在专业和非专业中人士中有一个普遍的相同趋势,即认为心理问题或情绪问题能通过讨论、分析、理解得以解决。人们在遇到困难时,去寻找能让他们说话的人。言语过程可能会有所帮助,只是收效不大。咨询师倾听并反映,帮助他们去理解问题是怎么来的,为什么会产生问题,最好的情况是制定出可能的解决方法。理解可以帮助发展洞见,识别新的行为策略。咨询谈话还可以带来情绪上的释放,这会减轻内在紧张,至少是能带来暂时的效果。但是效果有限,而且咨询过程可能会持续数月或数年,这是因为个体并没有真正进入他自身的内在存在与力量之中。因为某些更深层的原因,模式会倾向于重复自身,我们可以将之定义为"卡在身体里面的未解决的情绪能量",它没有得到适当处理,它没有被清除和转化。言语过程卷入外在现实,倾向于保持在水平状态上,它们缺少一种和某个人的内在转化力量的垂直性的内在联结。

现在正是力量所在之处

然而,当一个问题和未解决的情绪能量有关时(经常是这种情形),有一个捷径可走,可以通过一个更直接有效的方法来处理这个问题。它始于洞悉问题不是"在外面、在那里",问题是"**在这里、在身体里**"。问题若在外面、在那里,我们则无能为力;问题若在这里、在里面,我们就能达成所有我们想要的目标。临在,是一个非常简单却最为有效的概念。事实上,它也是一个最为关键重要的治疗工具,而它依靠的却是一个简单的引导——"*此时此地,在你身体里,正在经历体验着什么?*"

接受感觉、停止思考,这是我们重塑内在和谐的第一步。试一试,你就会看到:如果你失意或生气,那么终止思考(这显然和导致你感受的感觉方式有关)。完全与你的感受同在,承认它们,把它们识别为你身体内部的能量,吸入它们……你将不可避免地会开始远离无能为力的视角。你将会与你的"内在经历"同在,这意味着你正在联结你的内在父母,你正在改变你的能量振动,并建立能量转化的条件。

如果我们不能与和问题相关的感受同在,问题就会一直持续。当我们能够与问题所制造的在我们身体里的感受"简单同在"(而不是思考它,或试图理解它,抑或是逃离它),那么问题就有了自我转化空间。受伤的内在小孩找到了内在父母的关心,这才是它真正所需要的。

超越线性思维：现在是所有的时间

　　在咨询过程中，临在是咨询师将来访者带到其此时此地内在现实的干预措施。然而，临在要在适当的时候运用。当一个来访者说她有焦虑的问题或遭受缺乏信心之苦时，咨询师不要立刻去问：这些感受在你身体的哪个部位？因为这些感受可能还不能被联结。咨询师首先需要倾听，有可能需要提问：它们什么时候开始在你的生活中制造麻烦？这是怎么发生的呢？你具体是怎么经历这些的？……谈话对于带出问题及联结潜在的感受很有用。谈话的目的应该非常明确：带出情绪能量，重新进入受伤的内在空间。只有在有确切的迹象显示来访者已经进入一个更加敏感或情绪性的空间，才是从头脑转换到身体并开始做一些内在工作的时候。对有些个案而言，这可能只需要一秒钟，有些则需要花费数小时。咨询师的技巧就在于用言语过程有效地引导来访者进入敏感区域，识别并进入受伤的内在空间和局限的认知模式。这不是理解它们，而是去联结它们；这不是关于"为什么"，而是关于"什么时候"以及"如何"。更重要的是，这只是预备阶段。谈话作为一个工具很有意义，它是临在之前的准备工作，然后便开始真正的工作。

　　但谈话不是唯一的途径。临在原则也可以通过突然的手势、姿势、态度或特定的口头消息等信号来加以应用。咨询师的目的是要提高来访者对这种信号的觉察，使来访者可以更加强烈地体验，然后进入到对应的感受里。这种信号可能是口吃，可能是一个鬼脸，也可能是匆匆一瞥，或一个攻击性的表情，甚至只是一个特别的走路方式。所有这些都可以作为朝向潜在情绪内容或能量的切入点。咨询师的指导语应该简单:"你可以再那样做一次吗?"或"请停留在这个状态,做得更多一点,大声地说出来……"

临在是回到**现在**,回到"在"的意识,回到对经验的观察中,而并不认同那个经验。临在拥有很强的力量,它可以修复与内在父母的联结,重建观察和管理内在环境的能力。

把问题识别为身体里的感受

我偶尔接触到一些急需咨询的人,而所在的地方让我不可能有时间进行长程的咨询。比如在一个培训的间歇,一位女士来寻求帮助,想要处理她的感受。她说她一直在和与童年时期发生的一些事件有关的痛苦、愤怒做斗争。我没有时间听她的故事,并且我也不需要。显然,她已经接触到了强烈的感受。因此,我只是说:此刻,在你的身体里,那个感受在哪里?

她闭上了眼睛。我看到她的脸色显示了情绪的迹象,她喉部的某些皮肤变成了红色。

来访者:这里很沉(指着胸口说)……

咨询师:好。继续感觉这个感受……呼吸进入这个感受……你的喉咙感觉怎么样?……

来访者:紧绷……

咨询师:吸入这些感受……探索当吸入它们的时候如何使它们更强烈……呼吸并且感受……什么都不用想……

(几秒钟后,她开始哭泣。)

咨询师:非常好……让身体里面的能量都出来……呼吸,感受……

　　临在是把问题识别为身体里面的感受。作为咨询师，我们几乎不需要知道发生了什么。如果我们花时间倾听，那只是作为引导来访者联结情绪能量的方式。为什么我们需要诊断、给问题贴标签、理解问题？疗愈并不是理解或解释。精神病学方面的术语（像抑郁症、偏执狂、精神分裂症……）大都没用，通常对疗愈过程来说是不准确的、不利的：它们获得的效果是与给予力量相反的。它们倾向于剥夺来访者的权力，使来访者成为一个依靠化学和医生处方生存的无力的"病人"。精神病学大多数情况下是一种无能为力的表达。真正而有效的疗愈过程采取的是完全不同的路线。成长和疗愈涉及内在工作，都是关于识别未解决的情绪能量，并通过将它带入到一个有力的内在空间来进行转化。

从头脑转换到身体

　　临在具有赋权的功能。它就是简单地回到此时此地，回到身体，远离思考（那是不能接触到内在父母资源的地方），没有"在外面"的问题，都是在这里、在身体里。这正是我们可以为之做点事情的地方，正是我们可以检视内在行李的地方。

　　在临在的过程中，我们需要让来访者从头脑转换到身体。思想是以左脑的功能模式在运作，让我们远离"此时此地"，讨论的都是"外面"的情形以及回忆和意见。临在则是进入到一个"感受模式"，回到"此时此地"：身体里的感受是什么？

　　把注意力集中在呼吸上会有很大的帮助，因为有意识的呼吸将思维集中在身体意识上。来访者只是呼吸和感受。咨询师所给的指导语旨在把来访者锚定在他的身体经验上。指导语应当简短而具有提示性，避免其他任何思考过程。咨询师可以寻求反馈，如"你具体在哪个部位感受到这个感觉？"但真正的目的并不是寻求问题的答案，而是确保来访者将注意力集中于感受并伴随着那种感受。因此，如果难以找到合适的词语，不要有压力。"不管是什么，和那个感受待在一起，吸入它……"，带着这些前行。

如果来访者难以摆脱头脑里的想法，你可以提议其探索想法与感受之间的不同，也可以引导其进入身体的特定部位：

把你的注意力带到喉咙的部位。那儿的感觉是怎样的？是开放、舒适的，还是紧绷的？……

把你的注意力集中在胸部。那儿的感觉是怎样的？是轻松的，还是沉重的？……

把你的注意力集中在"太阳神经丛"，也就是我们的胃附近。那儿的感觉怎么样？是平静的，还是混乱的？……

如果身体里有未解决的情绪能量，这些部位将是体验最为强烈的地方。这三个能量中心是情绪能量最有可能被卡住或感到不舒服的地方②。

把问题识别为身体里的感受，把感受识别为身体里的能量，这些是允许个体通过内在工作找出内在解决方法的重要步骤。它设定了联结内在父母、转化未解决的情绪能量和模式的阶段。

再一次强调，从头脑到身体的转换，应当只有在我们相信来访者接触到其感受时才能进行，即通过言语交流或简单的观察，确认其联结上

---

② 这些练习的更为完整的引导语可以参见《由心咨询》中关于"倾听身体"的练习。

一些引发情绪的事情。如果来访者感受不到任何东西,或者身体在极度的麻木状态中,甚至是感到舒服,那么继续倾听,之后再返回来询问、探索问题。不要责怪来访者抵制感受,来访者总是对的。是我们要跟随他,贴着他走,而不是他来跟随我们。咨询师的工作是要帮助来访者联结其受伤的内在空间,而来访者则会按他自己的方式和节奏去做。

6.2.4　放大:敞开面对一切

放大,是让来访者锚定在感受的经验里的一个工具。来访者被引导敞开面对其感知到的身体里的感受,呼吸进入它们,让它们变得更大更强。确切的引导应该是:"探索看看,你可以怎样呼吸进入这种感受,并让这种感受变得更大些、更强烈些……"

当不舒服的感受在身体里面被感知,咨询师的目的**不是**帮助来访者摆脱它们(这经常是来访者想要的)。相反,我们知道这些感受是身体里面未解决或低频振动能量的一种表达。释放那种能量并疗愈潜在创伤的方式是:完全敞开面对它。疗愈和转化来自对那种能量的充分体验,而不是否认或抑制它。这并不一定是痛苦的,因为痛苦是紧张和恐惧的表达。引导放大感受的目的正是要减少恐惧,即引导这些感受,它们都只是能量,可能是和受伤的记忆有关,邀请来访者观察和欢迎任何存在的感受。实质上,这是祛除认同、进入一个资源更加丰富的内在空间的过程的一部分。

放大,是让来访者锚定在他的临在经验中。通常是在处理来访者不舒服的感受、指示未解决的情绪能量时,我们会使用这一技术。但在来访者体验到力量、信心、欢乐或关爱的感觉时,也可以用这一技术来更深地扎根于资源丰富的内在空间。

让"负面"感受变得更加强烈,这并不是沉迷于消极的思维模式或为消极行为辩护。我们是锚定扎根于感受中,并不是放大症状或问题。它无关于思考(如"我感觉我感受的方式是对的",或"我应该更加生气、更加内疚、更加焦虑……")。它是关于感受,而不是关于和感受有关的问题。它只是敞开面对当下在我们身体里的能量。放大是深化接纳的工具。通过敞开面对在那里的能量,使能量可以再次流动和循环。

实际上,尽管来访者被引导让自己的感受更加强烈,但他们经常发现感受在减弱,甚至可能会消失。这些感受也可能移动、改变或揭露其他感受,或者它确实可以变强,揭露出潜在的信息。不管发生什么,它总是好的。所以,记住在引导来访者感受更加强烈的时候,咨询师的目的并不是获得那样的结果,而是要让来访者更深地经验那个感受。

放大不应该和"释放"情绪能量混淆,它不是宣泄喊叫、哭泣不止。我们放大能量,而不是放大情绪状态。我们与内在经验完全保持同在。我们尽管欢迎眼泪,但肯定不想把情绪以某种方式付诸行动。我们只想敞开面对那种能量,吸入它,拥抱它,与它交流,并最终"转化"它。

倾听内在小孩

当我们敞开面对感受的时候,可能需要花费一些时间来探索我们受伤的内在空间。在我们开始转化未解决的情绪能量之前,我们可能必须要为记忆的浮现腾出些空间。我们可能需要识别未解决的创伤所来自的情境，即我们所说的"倾听受伤的内在空间"或"倾听内在小孩"。这是一个年龄回溯的过程。我们让自己进入记忆、印象和感受里，就像它们是梦境一般。我们让自己的身体说话，让影像画面浮现。可能突然之间，一些镜头会闪现，那正是我们受伤的情形。在那一刻，重要的是认可它们，欢迎它们，让它们以时间的顺序自然展开。到底发生了什么？我是怎样的感觉？我那时是怎么想的？这些画面、情境以及相关的情绪和思维模式只是需要被承认、识别，它们都是冒出的泡泡的一部分，它们都需要被转化。

然而，这种探索不是智力探索。它并不需要意识思维努力地去寻找记忆，而是让记忆尽可能自发自然地浮现。它是在感受和记忆之间建立联系，当没有思想的控制时，是这样做的最佳时机。

让我们简单概述引导年龄回溯所需要的基本技能。治疗师的目的是带领来访者重新联结根源情境，以便来访者释放并转化能量。为了获得成功，咨询师要确保自己的语言总能让来访者更深地锚定在目标经验中，远离任何"思考"。

从身体里面的感受开始。使来访者识别、放大并待在这些感受里，一步步深入到里面。然后，按照下面的指导语引导："让自己回到这个感受起源时的经历中……让画面和情景自然地浮现，就像是你在梦中……当有东西出现时，请让我知道……"如果合适的话，你可以添加："不用思考……不用在记忆里搜寻……只是让自己漂浮在你的感受的氛围中……"

如果浮现的画面看起来没有意义，继续引导："和你的感受待在一起，吸入它们……当你呼吸的时候，你就会越来越深地进入到过去，可以重新和那个感受起源时的情境联结上……"

当一个画面或情境浮现，锚定在那个（创伤性的）经历上：

和那个经历在一起……

让事情自然地展开……

你在哪儿？（你什么时候在那个感受里）？

你到底看到了什么？

你和谁在一起？

到底在发生什么？

你在做什么？

你确切的感觉是什么（在那个情形下）？

接下来发生什么？……

当情况得到澄清，或看起来完整时，应及时建立联结，以便你可以确保接触到所有相关的记忆：

▷ 如果有一个先前的经历也联结了这些感受，现在就去到这种状况第一次发生的时候……

▷ 回到你有这种同样的感受或经历的更早的时候……

▷ 如果后来有与那个感受有关的经历，就让它自然地浮现……

在任何合适的时候，识别与创伤性经历有关的信念模式。对来访者而言，具体识别他负面的认知模式的来源非常重要。咨询师可以问：那一刻，你在想什么？你对刚发生的事情怎么看？它改变了你内在的某些东西了吗？……

当最初的创伤性情境已经被很好地识别，便可以引导来访者回到此时此地身体里面的感受。确保来访者祛除对过去的认同，提醒来访者：所有这些只是"能量"，所有这些是你"受伤的内在小孩"的一部分。

你现在就可以和你的内在小孩说话……告诉你的内在小孩："我和你在一起……我和你一起感受……我和你同呼吸……这只是能量。我们现在就能转化这种能量……进入我的内心……"

不管出现什么，都无需思考。这是内在小孩的记忆，我们可以完全彻底地欢迎这种经历。不论画面和情景是否被识别，不论它们是否是幻想出来的，都没关系。最好的做法就是完全相信所浮现出来的东西，倾听受伤的内在小孩。因为从根本上而言，只有感受是关键所在，只有情绪和思维能量是重要所在。所有一切都是关于拥抱受伤的内在空间，然后我们能与自己的内在小孩对话并转化那种能量。

当这种引导体验快结束的时候，要确保引领你的来访者逐步回到正常清醒的意识。在有些个案中，来访者通过年龄回溯进入得很深，这就需要引导来访者慢慢加快身体节奏，深呼吸，逐渐移动手指、双手和脸部。

来访者在年龄回溯的体验中，进入到事件的情境里，如果看起来过于情绪化、过于恐惧，咨询师可以有以下一些选择：

（1）分离：引导你的来访者对经历情境的人祛除认同（很可能是那个孩子或任何其他人），可以说："想象你只是一个有意识的圆点，从天花板上观察整个场景……你只是看着这一切发生，而不需要去感受任何事情……你只是描述你所看到的……"

（2）反复回到当下："你可以暂时离开那个情境，后面再回去……现在回到这里，回到这个房间。呼吸，放松。那个情境属于过去……你可以非常安全地继续探索体验那个情境，以便让你可以完全摆脱它的束缚……你可以按照你自己的节奏从容进行……当你感觉准备好了，可以回到那个情境，更进一步检视它……究竟发生了什么？"

(3)**引入时间视角**:"去到那个事件开始的时候……现在,你能让事情以加速度的方式展开吗? 就像是一部电影以快2倍或4倍的速度播放……让场景展开直到结尾……它花费了多长时间? 当在你感觉更加安静和安全的时刻,从开始到结束会要多长时间? ……再次回顾整个过程,并确定你可以观察到每个细节……"

案例示范

一位30多岁的年轻女士,已经进行了数次的治疗。在一次治疗中:

来访者:我感到很孤独。有时我甚至真的陷入到这种对孤独的恐慌中……我不知道它来自哪里……

咨询师:你现在能在你的身体里找到那种感受吗? ……用些时间去重新联结那种孤独和焦虑的感受……那种感受就在那里,在你的身体里……

来访者:……是的……我能感受到焦虑又在我的胸口出现……

咨询师:和那个感受在一起……吸入它并使它更强烈……完全敞开面对这些感受……你从中还能识别什么? ……

来访者:(**闭上眼睛并更深地进入到内在**)……我感觉被出卖了……我感觉好像完全迷失了……我感觉真实的恐慌正在来临……

咨询师:继续敞开面对那些感受……就是呼吸和感受……允许你自己完全进入那种感受……让它与你交谈……当你在那种感受里的时候,你在哪里?

来访者:我感觉想要离开我的身体……

咨询师:让自己跟随这种感觉……想象自己是天花板上的一个有意识的点……从那一点你现在往下看,看你的身体……你看到了什么?……正在发生什么?……你在哪里?……

来访者:……

咨询师:不管出现什么意象或想法,尽可能让自己自发自然地说出来……

来访者:……

咨询师:在那里,你的年龄是多大?……

来访者:我感觉像一个婴儿……我想离开我的身体……

咨询师:非常好……继续和那个感受在一起……我现在让你的潜意识将你适时地带回到你出生前,带回到你进入这个小孩子的身体之前……

来访者:……

咨询师:在那里你有怎样的感觉?……

来访者:非常好……非常平静……

咨询师:你如何看待进入这个世界,诞生在地球上的一个新生命里?

来访者:……我感到高兴……

咨询师:你想要这个诞生吗?

来访者:是的。

咨询师:非常好!现在让你自己及时地前进,直到你降生的那一刻……那是怎么发生的?……让事情自然地展开……就是呼吸并敞开……

来访者：……

咨询师：你有什么感受？

来访者：我的喉咙很紧……好像有一个金属条从我的喉咙直接插到我的胃里(**用手做了一个垂直运动的姿势**)……它像一堵墙……我感到窒息……我不得不推挤它……(**抬起左肩,好像在做一个巨大的努力**)……我在恐慌中……

咨询师：好的……继续感受……看看在你继续往前时,事情是如何发展的……接下来会发生什么？……

来访者：这种感受持续了很长时间……我在巨大的恐惧中……我感到非常孤独……(**眼泪从脸颊流下**)

咨询师：你现在在哪里？

来访者：……我现在出生了……一个护士正抱着我……我感到冷……我没有被真正地欢迎……我仍然很害怕……我依然感到非常孤独……

咨询师：敞开面对这些感受……后来发生了什么？……

来访者：我与这些孤独和恐惧的感受待在一起……没人关心我……

咨询师：非常好,识别那个认知模式……感受它……你在那需要什么？

来访者：有个人可以带上我、安慰我……有个人可以和我说话、拥抱我……但是没有一个人意识到我刚刚经历了什么……

咨询师：是的……继续感觉那个感受……感受你的需求……我现在想让你把那个婴儿放到自己的手臂上……将她带进你满怀深情的心里,并给她所有她需要的爱……

来访者:……

咨询师:你能做到吗?

来访者:是的……

咨询师:把那个孩子紧贴你温暖的心……对她说话……你完全和她在一起……你能感觉她的感受……现在一切都好……一切都非常好……

来访者:(**现在的表情更加放松**)……

咨询师:慢慢来……拥抱她……把她带进你的光芒……一切都好……

来访者:(**一会儿之后睁开眼睛,并且微笑**)……

咨询师:你现在感觉怎么样?

来访者:好很多……我现在感觉平静,但是有点累……

咨询师:你做了一个很棒的工作! 情绪能量释放之后感觉累是很正常的。情绪压力被提升了,所以让你感觉到累……让自己好好休息一下……

来访者:能够识别出孤独和焦虑这些感受来自哪里,这种感觉非常好……

咨询师:是的,现在你可以放下这些了。这些感受可能有消失的倾向,但如果它们再次出现,你会知道它们属于你的那个孩子。你可以再次将她揽入你的怀中,与她完全同在,给她所需要的……你身体里面的母亲和孩子已经找到了对方……确定她们绝不会再次失去对方……

6.2.5　转化:能量转换

转化情绪能量是疗愈的核心概念。锚定、临在和放大引出了这个独特的机会,它实现了清晰的内在转变,反过来又引出了一种完全不同的内在现实。

我在这里想要强调的是:在与其他治疗方法相比时,本性治疗的这个方面是最根本、最独创、最新颖的。太多的咨询师在工作时对任何疗愈过程的这个基础部分都没有一个清晰的理解。尽管许多方法在识别和探索情绪问题时非常有用(从心理分析到心理剧、完形、催眠、沙盘以及许多其他方法),但大多数都不包括可以直接获得情绪能量转化的方法,来访者不得不独自去寻找解决办法。来访者可能最终获得成功,找到能够产生期望的内在改变所必需的内在资源,但这个过程可能会非常慢甚至一直无法完成。

转化是一个不同于释放的概念。释放情绪能量是通过身体或语言进行发泄的方法。生气时,你可以击打垫子或大声喊出来。这可能帮你释放一些紧张感,但并不确定会产生一种持久的内在改变。的确,你可能仍然会紧抓你的评判不放,认同你的内在小孩,当再次想到相关问题时你可能还是会感到糟糕。对一个深度疗愈过程来说,只是哭泣和流泪并不够。虽然它明确显示了情绪能量的释放,但还需要更多。必须要有一种内在空间的转变,即有意脱离内在小孩无能为力的状况,并进入内在父母的有力量的视角。这就是转变内在条件,将情绪能量从一种低的沉重的振动状态转化到一种更高更有生气的振动状态。这将会产生持久的转化。

什么工具可以引导合适的内在工作,从而允许来访者转化情绪能量?非常简单。我已经在有关能量心理学的章节中做出了说明。初始步骤中的临在、识别身体里面的感受、放大这些感受,都已经是转化过程的一部分。它们意味着从思考转换到接纳感受,这本身就已经走向赋力的内在父母的空间。下一步意味着与这些感受交流,将它们吸入心灵。

与内在小孩交流

在倾听受伤的内在空间,识别它的感受和认知模式的内容之后,我们就需要结束治疗过程。我们已经指出只是识别和理解是不够的,只有当情绪能量完全进入到内在父母的更高振动状态时,内在转化才能完成。

在适当的时刻,咨询师引领来访者:"你可以对这些感受说话,就**像它们是你自己的小孩……**"

最好引领来访者说出如下话语,而不让来访者陷入一个幻想的、最后导致毫无结果的对话。内容为:

"只是说:我和你在一起……我和你一起感受……我和你一起呼吸……没关系,只是身体里的能量……我们可以一起吸入它,让它变大点……我们此刻可以转换那种能量……进入我的心灵……进入我的光芒……"

专注地检核来访者是怎么做的,观察来访者的表情。必要时,可以问:"你可以做到吗?"

在大多数情况下,这不会是个问题,这一步非常简单。咨询师要确保在这些短句之间留下一些时间，为的是让来访者可以把这些话放进他/她的脑子。确保你的声音带着内在父母那种让人感觉到关爱的表达。如果需要，就再重复一次。但在大多情况下，这一点最好让来访者自己完成。留下一些时间，允许空白静默的存在。然后，当看起来足够的时候（也不要太过了），引导来访者进入下一步。

吸入心灵

如果咨询师感觉合适，尤其是在感受很强烈时，可以这样引领来访者：

"探索看看如何把所有的感受都吸入你的心灵……呼出你心灵里疗愈的意愿……想象这些感受为你的心灵之火增添燃料……让你的心灵之火燃烧得更加旺盛……把那种光散发到你的全身……光和疗愈……"

在停止内在工作之前，你可以引领来访者：

"花费你所需要的时间……当你感觉准备好，就可以准备结束……请让我知道……"

"现在，深呼吸几次，呼出过去……吸入新的可能性……呼出过去……吸入当下时刻的自由……"

可能的疑问

我偶然间听到咨询师分享他们是如何引导来访者发送光到他们感觉不舒服的部位，为的是让这些不舒服的感受消失。这不是目的所在。

和来访者的内在之光工作需要明确且特定的引导。在这一方面最好不要太有创造性。正如我在之前提到的，我们应该避免建议使用光作为与不舒服的感受作斗争的工具。因为目的不是为了摆脱一些东西，而是旨在拥抱和转化。这需要完全的接纳，接纳感受。

呼吸、感受、放大、与之交流。吸入心灵，吸入光，这是最后一步，不是第一步。确保你首先引导来访者进入感受，呼吸并且感受，完全敞开面对那儿的感受，没有恐惧，没有斗争。

有时，人们担心："我看不到光"，或"我不确信我可以带来光"。你要确保让他们知道，他们并不需要如此。引入光是一个选择，没有光，他们一样可以工作。在转化过程中，你可以引导："敞开面对围绕在你周围的光的存在……吸入那个光……让它充满你的全身……不管你能否看到它，只要知道它在那里……让你的内在之光清除需要被清除的记忆和能量……"他们不需要观想任何东西，只需要用意愿做工作。如果它不起作用，也没关系。总之，让事情变得简单。不需要介入复杂的观想，或者要求来访者使用他们没有的技能，因为这些都可能会使他们无法专注于紧要的工作。

6.2.6 祛除认同：我选择成为谁？

虽然很容易理解，但是这个原则经常被忽视，没有被完全整合，没有被充分地体验。

当陷入消极的感受和思维模式时，我们很容易说："我郁闷，我痛苦，我认为，我相信……"当问及年龄，我们回答"我 30、40、50 岁了"。很少有人说："我的身体有 30、40、50 岁了。"我们倾向于完全认同为我们的身体、我们的感受、我们的人格。我们认同我们的生活经历,忘了"那只是经历"。在这样的情况下,我们把自己认同为我们的人格、我们有限的模式、我们的内在小孩,结果我们感到无力。生命就是一场斗争。来访者完全认同他们局限的模式,它们是来访者受伤的内在小孩,来访者触及不到他们的内在父母。

当对内在空间进行工作时,会有机会去识别什么是经历、什么是本性;也会有机会让我们去做出选择,选择我们的立场在哪里,选择我们想去往哪里。

作为咨询过程的关键部分,要有一个清楚的洞见,那就是我们的经历并非我们所是,我们所观察到的也并非我们所是。受伤的内在空间只是身体里的能量,所有那些都是在寻求我们的关爱接纳。它们就像沉重的行李,满载记忆、认知模式以及未解决的情绪能量,我们拖曳它们在我们的生命经验中行走。"行李"和"内在小孩"都是比喻和意象,它们帮助我们祛除对限制我们的一切东西的认同。内在空间、认知模式、情绪能量等等,都不是真正的自我。所有这些都能改变,没有多少必要去理解这些东西,但有必要的是识别认可它们:识别身体里的能量,识别记忆,识别过去的经验。不管它们是什么,都是手提箱里的东西,都是需要被查看、被感受、被拥抱及转化的东西,然后就可以让它走了,就不需要再抓住什么不放了。最为重要的事情就是,把我们自我痛苦的那部分带到我们心灵的振动中。这里有转化和疗愈的基本要求。

祛除认同的工具

祛除认同的工具有几个。最直接的一个是我们已经提过的:识别身体里的感受,并对这些感受说话。通过这么做,假设来访者可以做到,他/她无意识地就回到了观察者的位置。

"我和你在一起……我和你一起感受……我和你一起呼吸……感觉你的感受,没有问题……这只是身体里的能量……我们可以一起吸入这种感受,让这个感受更大一些……我们现在就可以转化那种能量……进入我的心灵……进入我的光……"

角色扮演完美的父母

咨询师也可以使用不同的方法。在探索来访者童年时期的痛苦时,你可以让来访者想象自己是那个孩子面前完美的充满爱的父母。你会对她说什么?你会做什么?……你可以角色扮演那个充满爱的父母吗?进入那个视角,感受你的充满爱的存在,和那个孩子交流,说"我知道你的感受……我感受你所感受的……没有问题……让我们一起吸入这些感受……进入我的心灵……我和你在一起……我爱你……"

咨询师也可以使用绘画、玩偶或沙盘来演示。让来访者呈现受伤的小孩以及其他相关的人,同时也让他呈现已识别出来的资源丰富的一部分。由此,让来访者识别不同人物角色的感受和需求。资源丰富的那一部分会对受伤的那一部分说什么?引导他将无力的那一部分整合到资源丰富的那一部分中去。

梦如何帮我们祛除认同

用梦来进行工作时,其实是一样的。梦者认同某个特定的视角,即"我"视角,但梦中所有其他的人物或存在代表了梦者自身的人格面向。梦中的每一个角色都代表一个不同的梦者能够联结的视角。很多时候,我们梦里出现的人物拥有我们易于忽视的品质。角色扮演一个资源性的存在为我们提供了内在转化的关键所在。它让我们从一种赋力的视角去关联我们无力的部分。

让我们看一个例子:一位女士梦见自己在一家珠宝店,正在看一件奇妙的珠宝。她非常想要买下这件珠宝,但她没有那么多钱。她只能看着它……这时进来一位富有的女士。她看到了那件珠宝并决定立刻买下它。梦者只能眼睁睁地看着珠宝进入那个女人的口袋。她在失望中醒来。当和梦者一起处理这个梦的时候,我首先识别出珠宝这个隐喻,显然表明她正看着她的内在美,但感觉上是自己还不值得拥有它。她认同了她感觉不值得拥有它的那一部分。然而,梦中也突出了那位富有的女士,这也是她的一部分(否则梦者不可能梦到她)。因此,我让她回到那个梦里并想象她是那个富有的女人。那是怎样的感觉?她能联结到那个女人并真的可以感受到她的富有,进入她的内在力量,感受到她充满自信和安全感的空间吗?……当她做到这些的时候,我让她看看店里的另一个女士并和她交谈。我建议用这些话:我和你在一起……我知道你的感受……我感受你所感受的……这只是能量……让我们吸入它……我们可以立刻转化它……进入到我的心灵……我所拥有的就是你的……我们总是在一起……我爱你……

让我们再看看另一个例子,一位 35 岁的年轻女士,正在经历抑郁、倦怠、缺乏自信及其他一些无力的感受。她是一个银行职员,但已经决定换工作,并在寻找新的机会。几次面询之后,她报告了这个梦:我最好的朋友从她居住的城市过来,我非常高兴能再次见到她。我在等着她的到来并把我接走。她开着一辆崭新漂亮的汽车到达。我不知道她哪儿来的钱能买这么漂亮的汽车。她说这是用她丈夫给的钱买的,她丈夫刚换了工作。我对这辆车的美丽感到惊讶。

当她说她这个朋友是一个对自己的生活有着强烈方向感的女人,她知道自己想要什么,想去哪儿,很清楚梦中的这个朋友代表了梦者有着同样力量的那一部分。这个梦告诉她,她正和她的那一部分重新相遇结合,但她意识层面还并没有认同。汽车代表了她的生活,她外部的现实,她生活经历的一部分,她理应驾车穿过这种生活境况。然而,这个梦告诉她,她还没有把自己认同为可以驾驭她生活的那部分,她仍然有种让自己"被接走"的被动态度。梦者对车的美感到惊讶,想知道朋友从哪里弄的钱。我们知道,钱指的是能量,这种能量允许我们做我们想做的。梦告诉她,她的新能量来自她成功进入一个新的职业生涯。对于这一点,她仍然没有认同,但是它出现在梦里。因此,它是潜在于"她是谁"的那部分,是她内在本身所拥有的。现在,当我请她闭上眼睛,回到那个梦中,想象她是她的那个朋友时,梦的工作的最有趣的部分出现了:联结那个强大的女士的强烈有自信的感受,想象一下她开着车接朋友,看着那个朋友,和那个朋友交谈,朋友是那么需要她那充满爱的存在……完全拥有她的新力量……拥抱她的其他更加有限的内在部分……

梦是帮助我们联结内在空间最有效的工具。梦绝对不会欺骗我们，它们所包含的总是我们完全可靠的、明明白白的内在现实的一部分。这是我们在本性治疗中广泛运用梦的原因所在③。

重构视角

识别和重构消极或有限的认知模式是任何成长过程中的一个重要部分。它必须整合在咨询工作中。在此，获得这种重构的策略依然要依靠从受伤的内在空间的视角转移到赋力的视角，即从受伤的内在小孩转移到内在父母。消极的认知模式是内在小孩制造的状态，它们表达了它们的无能为力，它们是问题取向的。将它们识别成为一个视角，一个受伤的内在小孩，是很有用的。在探索这些问题时，我们可以把它们写在笔记本或一页纸的左边，右边则为识别相应的内在父母的视角留出记录空间：一个完美的充满爱的父母，在受伤的小孩表达与消极负面陈述相关的痛苦时，会对他说些什么？……充满关爱、值得信赖的有力量的内在空间会如何看待同样的问题？从赋力的视角来说，你会表达哪一个积极的主张？④……

积极的肯定很有可能并不是与消极的主张恰好相反。如果消极的认知模式是"我讨厌我的身体"，那么只说"我爱我的身体"会没有效果。那不会是来访者可以轻易进入的状态。相反，咨询师帮助来访者识别承载着创造性的新的可能的立场，如"我的身体还是本来的样子……它只是经历……我可以发展接纳那种经历……我可以在那种经

---

③ 参见《梦的真相》一书，以更深入了解梦的工作及释梦治疗。
④ 对这个主题（认知模式和确认）的深入阐述，参见《由心咨询》第七章。

历中学到一些东西……我可以认可我的身体给予我积极的一面……"

同时,我们必须要把潜藏在痛苦或恐惧之下的消极主张具体化。当我说"我讨厌我的身体"时,感受是什么? 那里有愤怒。那种愤怒源于哪里? 愤怒到底针对什么或针对谁? 对我的身体做了什么使得我带着这些感受看待它? ……识别受伤的内在空间是祛除对它的认同的首要必备条件。作为下一步,角色扮演一个完美的充满爱的父母会帮助我们重构视角和转化能量。

在识别和体验这两个视角后,来访者依然必须做出选择:我选择站在哪个视角? 显然,一个视角走向痛苦和失败,而另一个持有幸福、创造热情和成功生活的钥匙。来访者可以在多大程度上进入那种视角? 来访者还需要什么才可以更加坚定地进入那种视角? 如何确定来访者可以回到那种赋力的内在空间? ……这是我们需要探讨的。这都是一个关乎内在选择、澄清意愿的问题。

让我们看一个能例证这项工作的咨询会谈。一位有两个小孩的母亲正在经历缺乏能量及面对复杂的家庭问题无能为力的感受。这个家庭和她的公婆住在一起,并且事情不是那么简单,尤其涉及教育问题时。我们探讨了关于沟通的可能的解决办法,以及她如何在这个情况下学习新技能,并把家人团结起来,之后我问她现在感觉怎么样。由于我们的讨论已经给了她一些新的视角,所以她感觉很好、很有希望。她还能回到无能为力及缺乏能量的感受吗? 在那一刻,她不太容易联结那些感受。因此,我问她当体验那种感受时她的想法是什么。她独自思考了一会儿。

来访者:我经常责备自己。我认为我不够好。我认为我很失
败……

咨询师:非常好。拿一张纸出来,在中间画一条直线,把这些写在左边。让我们看一下这些消极的陈述,请再说一遍……当你说这些的时候,它让你想起什么吗?……它把你带回过去的某些情境了吗?……

来访者:是的,我经常有这些想法。这对我非常熟悉。

咨询师:当你是一个孩子的时候,就有这些想法了吗?

来访者:是的,很早就有了。

咨询师:那些听起来像是你父母跟你说的话吗?

来访者:确实是这样!我母亲一直是一个非常有能力的女人。她对自己以及其他人的要求都很高。她当然对我也是如此,她绝不会完全满足于我所获得的成绩。即使当我为自己感到自豪的时候,她也会说我可以做得更好……我父亲也是这样,他从来不夸我,他总是对我的成就轻描淡写甚至是贬低。

咨询师:那么,你可以认识到这种模式与你的童年经历有关。你父母的声音仍然在你的内心,因为你不够好而责备你。

来访者:是的,我能看到……

咨询师:你的内在有一个受伤的小女孩,她为从来不够好而依然感觉糟糕,她从来没有认识到自己的价值和努力……你现在想象你在那个小女孩面前是一个完美的充满爱的妈妈——我知道你可以做到,(**来访者闭上了眼睛**)她正在责备自己,感觉糟糕……你充满爱意地看着她。你能告诉她什么?……

来访者:你已经做到你最好的了(**泪水从脸颊流下**)……

咨询师:是的,非常好! 把这些在这张纸的右边写下来…… 你还
　　　会告诉她什么? ……

来访者:你已经非常伟大了……

咨询师:写下来! …… 你还可以告诉她:我爱你如你本来的样
　　　子……你所做的都非常好。我知道你总是做到你最好的
　　　……你已经收获很多……我总是和你在一起……感觉那
　　　种不同……吸入这些爱的感受……

　　这位女士发现她自己处在完全不同的空间。当她看到反复出
现的问题突然间销声匿迹了,她被深深地感动了。她现在所体验
到的是内在的和谐感,对童年时期被剥夺了认可的自己产生的巨
大的爱。她意识到写下她的消极陈述,将它们识别为自己内在小
孩的视角,然后转变成她内心深处的充满爱的母亲,这是一个可以
用来工作的很棒的工具。

来访者:如果我想在将来继续使用这种方法,我怕我不能恰当地控
　　　制这个过程。我如何确保它会再次起作用? 有方法可以
　　　保证我在应用这个方法时不会失败吗?

咨询师:你认为是你的哪一部分在问这个问题? ……你依然在那
　　　张纸的左边。那个受伤的小女孩已经怀疑她能否做到,对
　　　不对? 那么,充满爱的母亲会告诉她什么? ……

来访者:我可以相信我自己……我会知道的,那是容易的……

咨询师:非常好,你做到了。你可以感受到那种不同吗?

来访者:是的,我感觉非常有力量。

这是一个非常典型的个案。程序总是相同的:识别受伤的内在空

间,然后祛除对它的认同,再进入一个资源性的视角,从而转化未解决的情绪能量。这些是通过处理它并且把它带入心灵的振动来实现的。和受伤的内在小孩亲切交流是最有效的方式,显然,只有联结了驻扎在我们每个人内在的完美的充满爱的父母之后,这才能实现。

祛除对内在小孩的认同,把自己认同为内在父母,这是每个人持续不断的一项任务。我们都偶尔体验情绪,而更多的时候是以有限的视角去体验。我们都穿越过不同的内在空间。

身体、思想和情绪是生活的一部分。生活的目的却并非只是体验安静的开悟状态。然而,一个活得很踏实的人会去观察他所经历的,却不会完全认同它。这使得他可以迅速回到中心位置或处在一个平衡的状态。

设定目标和做出选择也是咨询过程的一个重要部分,但是首先要做出内在选择。在我们可以和外部环境以一个更好的方式互动之前,我们需要解决我们的内在问题。在我们设定和达到外在目标之前,需要达到内在目标。当我们谈论内在目标时,其实只有一个:我们选择做谁?我们认同谁?归根结底,一切都是关于回家——重新联结我们称作本性的赋力的内在空间。

可能的疑问

在处理这种内在小孩问题时,人们很容易迷失在想象中。内在小孩很容易想象,人们可能被所看到的东西带走。有些人会说:"我的内在小孩跑走了,她不想让我靠近她……"咨询师要确保让他们回到呼吸状态,识别此时此地身体里的感受。意象无关紧要,重要的是感受。

如果有感受,内在小孩就在那里,保持这种感受,不是非得需要想象一个小孩。咨询师可以引导他们和这些感受交流,"**犹如**"他正在访问他的内在小孩。但是如果来访者发现关联孩子的意象很难,咨询师可以跳过那种比喻的说法。

当来访者不想照顾他的内在小孩时,另一个伴随着观想内在小孩而不断重复的困难就出现了。有些人无法去爱他们的内在小孩,事实上他们讨厌自己的内在小孩。这说明他们依然对内在小孩有一种强烈的认同,是内在小孩不喜欢他自己,其中可能有自我否定、自我毁灭的模式。在这种情况下,你需要耐心地寻找内在资源,寻找无能为力的例外情况。我们总是有联结内在父母的方法,但是简单有力的联结需要花费一些时间去培养发展。

"内在小孩"是一个隐喻。我们使用它是因为它的简单,也因为它比一件行李或一个记忆更容易去爱和拥抱。然而,我们的心理意象可能会为那个内在空间提供非常不同的形象。它可能一点也不像一个小孩,它可能看起来像一个成年人,像任何一个与我们有冲突的人,甚至像我们最坏的敌人。在我们处理梦的时候,这尤为明显。内在小孩可以是除了内在父母之外的任何东西,它不是本性的表达。因此,它可以采用很多形式,这全都无关紧要。重要的是,它们都是在等待着爱和拥抱。

一次培训的参与者分享到:我让来访者想象一个完美的充满爱的父母正在和她的内在小孩交流,然后我让她拥抱她的内在父母……在此,我不得不提醒这位咨询师:意象并不是我们寻找的。邀请来访者**成为**一个完美的充满爱的父母,而不是让她**看见**一个这样的父母。不管怎样,如果意象来了,邀请来访者进入到意象中。拥抱内在父母的建议冒着依然外在于她的风险,而我们的目的是完全认同并进入那种内在空间的感受。角色扮演是一个更好的选择,当进入那个视角的时候,联结它的感受并吸入这些感受,让它们成为你的……引领进入观想可能比较具有诱惑力,而引领进入感受事实上更为有效。联结内在空间指的是联结感受,而不仅仅是观想想象,不要误解了。

6.2.7　整合变化:制定可行的步骤

当前面的步骤已被成功地探索,来访者依然需要充分地整合他的洞见和新的视角。他会感觉到不同,但是他仍然需要咨询师的引导和支持,以便识别他生活中的具体目标和新的选择。他相信他可以吗?他可以发展进一步的信任和自信吗?是否有一些需要改变的习惯?有需要采取一些步骤以彰显他生命里的灵感和"内在父母"的选择吗?

必须弄清楚的是,在来访者做内在工作以后,要让他识别新的技能。现在取决于他是否采用这些工具,邀请他在咨询之外进行相应的练习,并检查他是否真的练习了,以及教导他如何识别练习的效果。这可能引导来访者进一步确定个人成长方面的新目标,以及针对实际外在问题的新目标。

在这个过程中,咨询师的角色变成了教练,在识别进展和澄清未来步骤方面为来访者提供全力支持。咨询过程完全开放:可能包括情感教育和超个人教育的许多目标和工具;可能包括梦的工作、思维技巧、沟通技能等;可能包括给父母或给与未完成事件相关而需要特别关注的人写一封信;可能包括将那封信读给空椅子听,甚至角色扮演其他人的感受和反应……

而且每隔一段时间,咨询师就必须核查来访者咨询过程中的目标是什么? 来访者什么时候或如何知道自己不再需要咨询? 显然,不管那个阶段在什么时候到来,完全信任来访者有能力在没有咨询师的帮助下可以继续前行,是咨询师角色的一部分。

6.3 本性视角下的其他咨询工具

在本性治疗的基本原则之外,还有丰富多样的咨询工具能在本性视角下加以应用。它们主要有:

▷ 引导一个评估性会谈,寻找未解决的情绪问题的信号;

▷ 识别需求和设定目标的策略;

▷ 焦点问题解决的策略;

▷ 识别和重构有限的认知模式的策略;

▷ 澄清意愿的策略;

▷ 处理内化的父母模型的策略;

▷ 处理特定的童年创伤(如被虐待、缺乏爱和被抛弃等)的策略;

▷ 处理可能的性问题的策略;

▷ 危机处理的策略;

▷ 必要时降低创伤性事件的影响的策略;

▷ 引导进入年龄回溯、恢复被抑制的记忆的技巧;

▷ 通过梦的工作联结内在空间的技巧;

▷ 疗愈过程中使用梦的技巧;

▷   教授沟通技巧。

这些本性治疗的咨询工具,不论在哪里被适当运用,它们都会被用来与受伤的内在空间(内在小孩)和资源性的内在空间(内在父母)⑤的识别相结合。它们都会导向识别未解决的情绪能量,然后将来访者带到一种状态,来访者可以在其中有效地转化那种能量。

这些咨询策略的大部分都在我的另外两本著作——《由心咨询》及《梦的真相》予以介绍,因此就不在这里重复了。但我的确想在以下三个主题上提供一些洞见,这些都是咨询过程的基本内容,是任何一个咨询师都需要了解和掌握的基本内容:

(1)评估性会谈;

(2)处理内化的父母模型;

(3)作为系统的家庭:识别可能的缠结。

6.3.1　评估性会谈:核查来访者的整个背景

当来访者首次咨询时,我做的第一件事情就是邀请其说话。我会问:我可以为你做点什么? 目的在于识别来访者咨询的主要动机。

在来访者所关心的议题或要求的基础上,我要做出选择。如果来访者带出的问题很实际,看起来需要具体办法以找到解决方案的当下"挑战",我会从"问题解决"的视角探索应对技能和策略:设定目标,寻找解决方案,识别为了达到目标而需要的步骤。

但是,如果来访者的问题看起来是由于某种模式或深层的原因导

⑤   见本章开始时的本性治疗示意图。

致的当前的困难（经常会是这种情况），如果来访者看起来愿意探索这些深层的模式（并非总是这种情况），我就会引导来访者做一个详细的评估程序，目的在于了解核查其背景情况。

在来访者概述其最初的需求或议题之后，若我选择做这个评估，我会让来访者知道这个过程，即我会问他们一些具体的问题，以便获得他们个人背景的全貌。这个"全景"的目的并非是让我知道、理解或"分析"来访者，而是为了让我可以探索或找到什么样未解决的"受伤模式"依然活跃在来访者的行为中。通过评估程序寻找到信号，信号让我知道可能在意识记忆之外的未解决的创伤，以及可能的被压抑的记忆。有没有什么迹象显示童年时期被身体虐待或性虐待的可能性？或者被遗弃、被暴力对待、无爱的环境、缺乏认可等？有什么样的焦虑症状吗？如果有，是从哪里引发的？在这样的探索中，我需要知道来访者成长的家庭环境，其父母是怎样的人？什么样的"模型"被来访者内化了？他们自己现有或曾有的模式是什么，他们的祖父母以及更大的家庭系统是怎样的情况？……

我发现这个评估程序不仅对作为咨询师的我非常有效，对来访者亦然。实际上，在他们第一次来访的时候，他们经常并不是真的知道可以对咨询期待什么，而且对他们个人的议题有很高的焦虑。评估程序中的一系列问题可以让他们与自己的"问题"隔开一段距离，从一个更开阔的视角探索他们生命中所有不同的方面。他们经常是在这里有了一个机会可以表达那些他们从来没有对任何人说过的事情，而那些事情是他们从来没有怀疑过可能与他们当下的问题有任何关联的。

对于"重构"他们看待自身问题和整个生活的视角，这个评估程序是一个好基础。它带来洞见，创造希望。另外，我常观察到这个评估过程让来访者对咨询师心生信任,因为它让来访者留下了探索他们生活的很多不同方面的印象,问题的广度给人一种严肃感和高水平专业技能的感觉。

在探索童年记忆时,咨询师需要谨记在意识记忆和潜意识记忆之间做清楚的区分。我们提出的问题指向意识记忆,但我们在寻找潜意识记忆的信号。有些记忆回到了受孕期或出生时,有些甚至与出生之前发生的家庭事件相关。常常有这样的可能性,即当事人非常有意识地参与的创伤性事件被压抑了,完全从意识记忆中被抹去了。意识记忆并不可靠。所以我们需要记住有一部分是来访者"说的"或"记起"的(这犹如冰山上的一角),还有的是来访者不记得的,这是隐藏在日常觉醒状态之外的部分。所以,我们寻求那些信号以告诉我们关于未解决的受伤的内在空间的种种。

评估程序中的 20 个问题以简要的关键词形式被罗列在一张纸上(见下页),这张纸是我保存来访者档案的一个主要部分。你可以根据自身的需要制作自己的"评估表"。把所有的方面简要地罗列在一张纸上,当我需要记住关于这个具体个案细节的时候,可以很方便地回顾来访者的背景情况,这对后面的咨询很有帮助。我在评估表上做的记录非常简要。如果需要做关于某个问题的更详尽的记录,我会在其他单页纸上记录(当然我手上总是准备好了这样的纸)。

整个评估程序通常需要约一个小时的时间。不过,如果来访者非常健谈,一次会谈的结尾可能只能进行到评估工作的一半,这没有问题,我们可以在下次会谈时完成整个评估工作。用一些时间以一种漂亮的方式结束首次咨询,比如给出某种结论、提供来访者需要的一些必要的实操信息(见本章末评估表)。

(1) 第一个问题

当来访者首次咨询时,我问的第一个问题是:

是什么让你来到这里?我可以为你做些什么?

目的在于找到来访者主要的抱怨。如果来访者不知道要说些什么,或者不知道从哪里开始,我会问:

用三两句话告诉我:你主要的困难是什么?对你来说现在什么方面状况不好?

我在此的目的,并非一定要让来访者讲述其整个生活的细节,而在于识别主要的"症状",即来咨询的主要原因。如果来访者开始滔滔不绝地述说其当前的生活状况和挑战,我会让其谈论,同时会予以提问来澄清其议题和困难。像我所说的,在这一点上我必须在两个选项上做出选择:来访者或是在面对当前挑战上需要指导(如此我会提供"焦点问题解决"咨询方法),或是在处理和疗愈情绪问题上需要帮助(如此我会进入到评估工作)。

如果来访者立即呈现出情绪或生理困难而表明需要治疗时,我的选择会很清楚:评估性会谈。我会说:

我明白了。我们可以做一些工作,来治疗在你的困难背后的那些痛苦情绪和记忆。不过在我们开始之前,我需要问你一些问题,好让我更好地看到你的整个背景……

在我这样说的时候,来访者就准备好去探索其更开阔的生活图景。来访者也会知道咨询师将采取主动来带动这次会谈。评估性会谈有着清晰的框架,给来访者提供了安全感。

通常,我会避免在第一次咨询中深入到来访者的感受中去。咨询师首先要建立关系,来访者需要对咨询师感觉到安全。咨询师在深入探索来访者感受之前,最好对来访者更全面的背景有某些洞察。如果来访者在回答我的问题时开始哭泣或感受到情绪,我会欢迎这些情绪,认可在那里的感受,让来访者有时间去感受,敞开面对这些感受。但如果没有真正的需要,我不会进一步去推动这些感受。反之,我可能会说:"我们后面会回来探索这些感受。你能够与你的情绪联结,很棒,这会让我们的工作更容易。就让这些感受在那里,在我们更深地进入这些感受之前,让我们来先看看其他一些问题……"当然,对每一个个案而言,你需要去感受怎样做是最恰当的,这没有绝对的规则。

(2)人口学信息

在"评估表"上,我会填写来访者的:全名、联系电话、通讯地址、电子邮箱、生日、年龄、性别(男/女);如果需要,会填写籍贯和语言、婚姻状态(已婚、单身、未婚同居、离异、分居及相应时间)、子女(姓名及年龄,包括堕胎、流产、夭折的孩子)、职业;如果有必要,我会问来访者的医生、丈夫/妻子或父母等人的姓名及联系电话。

(3)既往心理咨询/治疗史

你以前咨询过吗? 当时为什么咨询? 是什么时候? 你咨询了多长时间? 咨询的效果怎样?……

（4）药物治疗

你现在在服用药物吗？

我需要知道我的来访者是否在服用安眠药或任何精神类药物。如果他们正在服用相关药物，我会搞清他们服用药物的时间，以及他们可能发展出的对药物的依赖程度。如果时机合适，我会和他们分享我对精神药物的观点，即药物在稳定情绪方面会有帮助，但在解决深层情绪问题方面不会有任何帮助。我给来访者提供的工作，最明智可取的是尽可能地接触并贴近身体的感受和情绪，疗愈内在小孩的工作在来访者可以联结感受及焦虑模式时最为有效。但另一方面，我也理解，生活需要一种平衡，生活必须要保持在可以忍受的范围内。所以，咨询师的建议是，可以让来访者告知医生他们在进行心理治疗，他们需要尽可能减少药物的摄取量。

（5）成瘾问题

你有任何成瘾问题吗？（毒品、酒精、香烟、甜食……）？

成瘾问题是一种信号，显示出一种弱点、一种虚无感、一种与内在资源失去联结的断裂感。

（6）睡眠

前面的问题更像是简短的技术性问题，这里是第一个"真正"的问题。

这个问题既重要且容易回答,是进行深入讨论的一个很好的切入点:

你的睡眠怎么样?(现在怎样?以前怎么样?……小时候呢?)

你入睡容易吗?

你夜里会醒来吗?你一般是睡得很安静,还是难以睡得安稳?

睡眠模式同样会显现出某些信号。我在此寻找的是焦虑模式或情绪不稳定的信号。那些有着强烈恐惧模式的人会被发现难以入睡,特别是在夜里黑暗的环境下。在觉醒的状态下,头脑可以对深层的恐惧予以某种控制,那些恐惧犹如生活在潜意识里的胆小鬼。对那些背负着未解决的创伤的人们而言,放下他们的觉醒状态是困难的。当对生活的无力感成为主要的挑战时,相反的模式同样是可能的,即从真实生活逃向睡眠状态。焦虑不安的睡眠,早晨醒来感觉犹如夜里进行了一场战斗,这同样应当留心。我们在此的目的以及之后的问题,只是写下我们的观察,并非提供可能的解释。

(7)梦境

你记得自己的梦吗?

你的梦境一般是怎样的氛围?

有反复出现的梦吗?

有反复出现的噩梦吗?

童年或以前有过噩梦吗?

不论咨询师是否对梦进行工作,这都是一个有用的问题。在睡眠状态下,潜意识对记忆进行重组,并处理情绪问题。因而,咨询师核查来访者当前的睡眠及梦境模式总是会有帮助的。梦境是我们内在疗愈过程的一部分。梦境是潜意识里所发生的一切的一种表达,同时也表明那些冲破潜意识来到我们意识里的东西(当我们记得某些梦境时)。那些记得自己梦境的来访者往往能够更快地成长及解决自己的深层议题。我们会在相关章节看到梦为咨询工作提供了很有帮助的钥匙,同时也为来访者的进展提供了标志。

噩梦显然提供了关于未解决的恐惧模式的指示。虽然梦里的意象画面可能是象征性的或带有幻想色彩,但梦里的"感受"总是"真实"的。实际上,梦里的感受是最重要的方面。你可以相信这些感受在来访者的潜意识里是确实存在的。即使你不"理解"梦里的意象或场景,你同样可以对来访者的感受进行工作,就像对其"真实生活"中出现的感受一样工作。

(8)抑制模式

行为的抑制是未解决的恐惧模式的一个主要指示。如果有什么事情让来访者感觉被"卡住",即既不能反抗也不能逃脱,那一定是与未解决的创伤性经历或记忆有关。在那个经验里,当面对威胁或任何形式的虐待时,来访者感到无力与屈服,从而不可能找到解决办法。采取行动的能力是一个人心理健康的基础。无力采取行动或采取主动、强烈的犹豫不决或任何的抑制模式(包括害羞)都应该被注意。可以提出的问题是:

一般在做决定时你有困难吗?

你采取行动时有困难吗? 你可以明确而有力地采取行动吗?

如果有困难,在你生活的哪个方面有困难?(家庭、亲密关系、人

际、社交、职业,等等)

(9)恐惧

你有在某些特定情境感到恐惧或恐慌的经历吗?

让我来核查一些情况,在你面对如下情景时你是否有(或有过)身体不舒服(恐慌、焦虑):

黑暗?火?深水?密闭的空间?开放的空间?人群?开车?交通堵塞?隧道?桥梁?高处(眩晕)?血?死尸?刀具?蛇?狗?……你还有想到其他的吗?……

我们在此寻找的不是"我不喜欢"什么,而是真正的恐惧、躯体的恐慌感,如流汗、颤抖、感觉到压迫、难以呼吸、心跳加速、呕吐恶心、眩晕昏厥……

驾驶是驾驭我们自身生活的一种象征,那些没有把握驾驭自己生活的人,可能在开车方面有困难,或者在车流量大的地方缺乏信心。具体的恐惧模式可能会在特定的驾驶条件下呈现出来,比如在高速路上,那种自由和速度可能会激发恐惧。

隧道可能是对出生时创伤的一种潜意识提醒:恐惧被卡在黑暗而狭窄的通道里。

刀具和蛇(强迫性的)可能是男性性器官的象征,这可能与性恐惧有关。

对动物的恐惧经常只是因为它们的不同或者具有野性。我们在此寻找的是与实际危险不相称的导致恐惧的投射物。蛇、狗、猫、蜘蛛等可能会引发恐惧。狗可能代表我们不容易掌控的本能的(性的)方面,这是有潜在危险的,可能有攻击性。对狗的强迫性的恐惧也许指示着性恐惧,对猫的恐惧可能有同样的意义,但猫更可能以一种娇柔的方式所表达的是与女性相关的。蜘蛛可以是过度占有的母亲的象征,对蜘蛛的害怕可以是对操控型母亲投射出的恐惧。

　　你不需要对这些恐惧模式给出任何解释,只是把它们写下来。这些只是一种指示。你可能适时就会看到线索。你也可以在后面的咨询中把它们用作触发来访者情绪感受的按钮,带领来访者接触并探索他们的感受。任何引发焦虑的事情都是导致感受的绝佳途径。

(10)记忆缺失、健忘

　　你对童年生活(和/或之后的生活)的事件有着正常的记忆吗?

　　你有注意到记忆中有些空白,好像记不住有些时间段或地方吗?

　　我们在此询问的并不是生命早期的生活,而是青少年时期的生活。当某些事件被压抑时,就会发生记忆问题。我们寻找的是对记忆的严重干扰。那些有这种情况的来访者会让你知道:是的,我注意到我的记性很差,我对我生活的某些阶段好像什么也不记得,我觉得很奇怪……

　　我已经提到过那些被卷入某些事件而无法整合的孩童,他们倾向于从意识记忆中删除这些事件,尤其是那些由父母或亲属参与的有性意味的事件。抹去记忆对孩童而言,是一个能够立即应对当下的好的解决办法。但不可避免地会产生恐惧模式和情绪不平衡性,当他们成年,潜意识记忆及相关的情绪能量会再次想要冒出来。作为一个咨询师,你必须要准备好去了解、探索它们。不仅是去核查意识记忆,还要去查看所有可能被压抑的记忆的信号。如果你立即就问你的来访者

"你是否曾被性虐待?"这既不妥当,也不可靠。来访者可能会被你的问题吓到,或者说"没有",因为他们并不真的知道。我有过一位年轻的女性来访者,她记得在她 12 岁的时候,在一条黑暗的道路上被一个陌生人攻击,那个人用刀子威胁她,说如果她叫嚷或反抗就捅死她。然后,他开始吻她,但是她不记得他还做了什么别的。她想那人肯定是变了主意,留下她一个人走了,因为她只记得她又是自己一个人走回了家。然而,她有很多"信号"指示有某些创伤性的事情发生……而这些是必须要揭露和面对的。所以,即使来访者对性虐待有意识记忆,咨询师也需要谨记意识记忆并不可靠。来访者可能只记得很小的一个画面,有时甚至毫无印象。被压抑的记忆是现实的一部分,需要小心地予以关心考虑。严重的记忆问题是一种信号,指示着个体过去的某些事情或已消失,或仍然没有解决。

(11)晕厥、梦游

你曾晕倒过吗?……梦游呢?

有些人有过这种情况。这可能和上一个问题有所关联,即把晕厥或梦游作为逃离现实的一种方式。当处境变得极为扰人,个体就会选择逃离。晕厥是"不在当下"的一种方式,但我们必须要有所警惕,因为有些人可能是因为身体原因而晕厥。我们需要全面了解晕厥发生的场景环境。梦游指示情绪的不平衡性,一种动荡不安的状态。睡眠不深入、不平静,是一种混淆真实和非真实的状态。

(12) 遗尿

3、4 岁之后,你仍然有尿床的经历吗?

不能控制我们的"水分",是情绪压力的一个清晰的指示,这与不安全感、不清晰的领地、感觉不在一个安全的具有保护性的环境有关。这在之后的一些年里依然可能发生,甚至在青春期还会再现。遗尿,肯定是压力的一个信号。

(13) 特殊事件

你生活中有任何特殊事件曾对你有过大的影响或冲击吗?(关系破裂、分离、事故、死亡……)

我们不需要具体深入到这些故事中,可以在后面进一步探索,只需要在此简短了解即可。孩子是否被送到其他人那里照看?家庭最重要的事件有些什么?……

(14) 病史

你的病史中有任何特殊事件吗?疾病、手术、事故?

我们的目的是要在此"倾听"这些事件,把它们看做可能的潜在问题的"信号"。疾病或事故一般不会偶然到来。它们意味着某些事情,它们的信息是什么?伤痛、疾病、事故,这些有时都可以像梦境一样加以解读。

(15) 慢性疼痛

你有任何慢性疼痛或疾病吗？

你在忍受头疼、背疼或其他的疼痛之苦吗？

这个问题与前一个问题类似，不过聚焦的是身体上反复出现的模式，有些可能是仍然活跃的模式，所以值得用一个单独的问题来提问。沿着脊椎反复出现的疼痛、紧张或薄弱点，都是能量郁结的暗示。当然，这和情绪问题有关。这些疼痛存在多长时间了？ 具体从什么时候开始的？ 它们又是什么时候回来的？ 这些疼痛和压力事件有关吗？

(16) 父亲

你父亲是怎样的一个人？

你过去与父亲的关系是怎样的？（现在呢？）

你父亲他自己的（原生）家庭情况是怎样的？（任何的死亡、冲突、创伤性事件、家庭模式？）

我们此处的目的，在于核查来访者从他的父母那里继承了什么，以及他从父母那里经验到什么，内化了怎样的模型。在多数个案中，我们必须要对来访者内化的父母模型进行工作，因为那些内化的父母模型经常是作为局限的子人格在进行工作（参见下一节）。

(17) 母亲

你母亲是怎样的一个人？

你过去与母亲的关系是怎样的？（现在呢？）

你母亲她自己的(原生)家庭情况是怎样的？（任何的死亡、冲突、创伤性事件、家庭模式？）

同样会查看父母之间的关系，这是已经内化的模型的一部分。谁是主导？谁是强势的？谁是弱势的？……

咨询师也许想了解来访者父母的童年情况。他们背负着怎样的创伤？怎样的认知模式？这些工作有些可以在咨询的后期做。我们在此开始把家庭作为一个"系统"处理，抑郁模式可能是家庭系统的根源导致的。在评估阶段，我们只是想获得一些基本的指示，那些最为明显的信息会自然显现。

(18) 兄弟姐妹

你还有其他兄弟姐妹吗？你在家里排行老几？

你对在家里的排行位置有怎样的感受？（你与他们的关系怎么样？）

他们是怎么看待你的？

(19) 关于出生情况

你对自己出生时的环境有哪些了解？

你出生时或者之后有任何困难吗？

你母亲在怀你的时候,你父母的关系以及他们的情况如何？ 家庭氛围如何？ 那个时候有任何重要的事情发生吗？ 你是他们想要的、受欢迎的吗？ 还是他们不想要的？

在你出生之前或之后,你父母有任何夭折、流产或堕胎的孩子吗？

在你出生之前,你父母有过其他婚姻或关系吗？

你是如何被你的家庭接受的？ 你出生一开始以及头两年是谁照顾你？ 有过任何变动、分离吗？……

对新生儿而言,从父母怀孕之前的一年到孩子出生之后的一年,这三年是至关重要的。婴儿会吸收内化每一件事情,内化来自父母的很多模式,所以核查父母在那个时期的情况是有帮助的。当然,你也想了解生产过程本身的情况,出生本身携带着象征性的信息:当你进入到这个生命中,因为你的出生,你所携带的能量也诞生了。你出生时是困难的还是容易的,这有怎样的指示？

生命第一年里发生的事情同样重要。婴儿是否被送出去让他人抚养？……这可能会留下被抛弃的记忆,会导致对父母的愤怒,可能还会导致自我毁灭的模式,觉得自己"不值得"被爱、被珍惜……即使婴儿还没有启动思维,他们依然内化和感受每一件事情。婴儿的记忆异常地准确,可以在年龄回溯时对记忆进行工作。

(20)亲密关系和性生活

在你的亲密关系中,你是否感觉到有困难?

配偶显然是一个人对异性父母最强烈的投射。不论我们是否有所意识,寻找相似点或避免所有的相似点,配偶都是最强有力的一面镜子。来访者亲密关系的处理方式为咨询师提供了很多关于来访者情绪议题或情商的指示。

下一个问题只有在需要时我才会问到,即只有在我感觉到可能有性创伤时才会问到。我会对这个问题做些铺垫,"我现在会问你一些更私人的问题,如果有问题让你感觉不舒服,你可以选择不回答。"如果来访者说不想谈论这些问题,几乎可以确定我们必须在某个点上再次回到这些议题。我们可以说:"没问题,让我们把这个留到以后再谈,在你准备好的时候……(通过这种方式,让他们知道会在一个时间对这些必须要予以探讨)"要问的问题是:

你对你的性生活感到满意吗? 或者更准确地说:

自从你开始有性生活,你对自己在性生活方面的表现满意吗? ……你有注意到有什么困难吗?

如果有困难:

是什么问题?

可能还有必要更深入一点探索来访者的性生活,仍然是为了寻找可能的性创伤的"信号",咨询师必须要准备这么做:

你有体验过与性经历有关的强烈情绪吗? 比如,焦虑、恐慌或者愤怒,等等?

你有任何在童年时期玩过的性游戏的记忆吗？……什么样的游戏？在什么时间？和谁在一起？……

你是在多大年纪的时候有了第一次性经历（性交）？是怎么发生的？有什么不舒服的吗？

（对女性，当有性虐待的迹象时）你有没有注意自己第一次性交时有无血迹（处女红）？

你的性器官部位有没有遭受炎症或其他痛苦？

你问这些问题并不是因为好奇，你的问题是在寻求信号，是否有焦虑模式、未解决的创伤或可能的被压抑的虐待。咨询师总是要准备好问这些问题，但要确保自己看起来并不具有侵入性。性是人们生活的一部分，不可避免地会探索与性相关的议题。但如果一切看起来"正常"，就不需要进一步探索。

一个女人如果回忆起她第一次性交时没有出现血迹，这并不必然表示她在此之前遭到强暴，但如果她的确记得第一次性交时有血迹，则表明之前肯定没有性交过。如果咨询师对来访者的童年或青春期可能遭受过性虐待有强烈的怀疑，那这个问题就是一个补充性的指示。

(21) 其他问题

在结束评估会谈之前，我可能会问：

还有没有你想让我知道的对你来说重要的事情？

评估会谈的结束

一般，我会以这样的方式结束评估会谈：为来访者提供可能一起做的工作的前景，以及可能预期的结果。如果情况合适，我会清楚地对来访者说明其呈现的问题可能与记忆有关、与过去的经历有关，从而使得负面感受和思维模式一直保持在活跃状态，但并没有什么是不能被处理或疗愈的。我可能还会让来访者知道我的工作方式颇为简洁，不是去做分析，而是一起去聚焦身体的感受并转化其中的能量。如果我可以实操地演示让来访者体验一下，则更具有说服力。

我也许会邀请来访者去看他那些未解决的伤痛，犹如一直牵绊着他的沉重行李。我们需要打开箱子扔掉那些无用的东西。我或许还会简要涉及我们不同的内在空间：受伤的"内在小孩"以及有力量的"内在父母"，但我同样可能是希望通过具体演示让来访者真正有所体验。

我会尽可能地创设希望和信任。所有的疗愈都是可能的，所有的伤痛都可以被转化和疗愈……需要花费多长时间？没有人可以回答这个问题！每个人都有自己的步调节奏，但应该不会太长，治疗过程可以是简短而有效的……我通常会清楚地说明，不可能期望两三次咨询就能取得长久的结果，有必要保证一个阶段至少是一两个月的咨询，这样就会取得可观察的进步和变化。这一切都取决于来访者自身：你的目标是什么？你真正的意愿有多强烈？我们要识别并澄清这些问题。

操作细节：撰写日志、咨询频率

在首次咨询的结尾，我通常邀请来访者开始撰写日志：记录自己对事件及感受的观察、注意每次咨询之后的洞察、评估自己的进步，并写下自己的梦境供咨询时一起来处理。这不是一个责任，只是一个开放的邀请。

我会澄清所有与咨询频率和时间安排相关的疑问，强调严格遵守约定的重要性。我会澄清与费用相关的问题。我告知来访者如果需要请保持联络，把可以联系上我的紧急电话、援助时间告知他们。

可能的疑问

问：如果来访者不能应对他的症状，我们难道不应该首先寻找实际的解决问题的办法吗？比如，我有一个来访者，他夜里几乎完全睡不着，而白天还需要工作。目前紧要的事情是要找到失眠的应对办法。那么，怎么看待评估会谈呢？

答：当然，你可能需要和来访者探索应对办法或者管理一个危机。他是怎么处理他的问题的？支持性的解决办法在哪里？一起和他寻找并探索任何有帮助的办法。像我所说的那样，当来访者找你的时候，你必须要做出选择：你或者选择焦点问题解决，或者选择去深入探索更大的背景的情况。也许你两者都需要做。在你说的这个个案里，在他的睡眠问题、焦虑模式背后可能有更深层的原因，应对办法只是暂时的解决方案，不会对深层原因进行真正的疗愈。来访者倾向于待在外在事务的层面上,只是寻求应对办法。来访者不会自我推动去做内在工作,但是,咨询师明白真正的变化来自内在工作。所以,在必要时就不要延缓这一步。另外,面对深层议题经常会有助于降低焦虑水平。来访者需要在一个更为深入的水平上"相信"事情会变得好起来。

问:我在想,如果在第二次咨询会谈时做这个评估是不是会更好一些,因为在第一次咨询时,来访者往往都会说很多。

答:这取决于你如何保持一个良好的平衡。我发现来访者往往倾向于从一个受害者的位置谈论自己,围绕问题进行描述。这对他们没有帮助,对你也没有真正的作用。在多数情况下,我们会很快理解问题所在,我们不需要那么多关于症状的信息。所以,如果你获得了关于评估程序的经验,你将可能发现不论对你还是来访者,从一开始就毫不延迟地做评估是更有用的一个选择。你会看到这是一个很好的创设信任与希望的工具。评估程序让你建立起一个真正的专业者的形象,让来访者清楚地知道是你这个咨询师在引领咨询,你同时也知道你要往哪里去……但是要靠你来找到这个正确的平衡,即在倾听、镜射、开始时就寻求应对技巧以及进入对来访者背景的探索四者之间保持平衡。在我的实践经验中发现,多数情况下我是在首次咨询中就开始做评估工作的。

问:我是用问卷对来访者进行评估了解工作的,也是通过书面形式问一些类似的问题。我让来访者在第一次咨询前填写这个问卷,您认为这是类似的工作吗?

答:完全不同。我个人避免和来访者有这样类型的第一次接触。

书面形式的工作是与欢迎及温暖热情的存在方式相反的一种形式。另外,书面回答不具有和面对面交流同样的价值,因为当面交流会有非言语信息,你可以予以反馈,可能还会处理出现的情绪,这些都提供了更为全面丰富的信息。当你跟随一个言语交流的程序,你也为未来的工作建立了一个坚实的基础。

问:一旦做完评估工作,你认为下一步最适当的工作是什么?我们是需要进一步深挖某些问题呢,还是聚焦于目标的设立,或者是让来访者自由诉说? ……

答:下一步的工作一般会是在下一次咨询中。通常,你可以从询问来访者的感受作为咨询的开始,或者以来访者有任何想要报告的事情作为开始。让来访者先说,但你的目的是在正确的时机带领来访者回到此时此地:在身体里的感受。从身体里的感受出发,你可以做"真正"的工作,也就是面对和转化情绪能量。在大多数个案中,谈话只会耽搁真正的工作。你并不真的需要知道所有事情。你已经找到信号,已经识别一些能够用来作为按钮的恐惧模式。你真正的目标是带领来访者去面对他内在的真实。让来访者说,然后转换到他身体里的感受。当然,这里可能需要做渐进的工作,帮助来访者发展与内在父母联结的能力。然后,把感受识别为能量并开始观察它们,这也是其中的一部分。为了进一步加强对内在父母和内在小孩的洞察,你可能需要为来访者提供一些引导性的练习(例如,大树的放松练习),之后用简短的讨论加以核查,锚定洞察。这是评估之后的下一步工作。只要有感受或负面的认知模式,确定把它识别为内在小孩的表达,然后把它带回到内在父母的能量中。

问：评估工作带出了如此多的线索……我愈加糊涂混乱了，如何进一步理解来访者的案例？

答：让我们再次把这个问题真正地搞清楚：你不需要理解任何事情，不需要分析，不需要寻求解释。所有这些都纯粹是浪费时间，就像大多数谈话都是在头脑层面发生的一样，这不会带来改变和疗愈。当你清楚这一点，你就可以放松了。你的工作突然之间变得简单容易很多。你只需要在"当下"，犹如镜子一样反射。来访者也不需要理解什么。他需要的是联结他的感受，进入他的身体。他需要祛除对那些感受的认同，进入到内在父母的空间。不要为分析问题而担心，不要为症状而担心。当深层的原因得到"转化"，即过去被卡住的能量被带入到内在父母的意识中、无条件的关爱中、内在的光亮中，那些问题都会自动消失。你的主要任务是引领来访者开始以一种不同的方式与自身联结。这不会在一次咨询中发生，它要求你自身很好地锚定、有力而自信。只要你练习呼吸、感受、转化能量，向自己的本性存在敞开，任务就会简单起来。

6.3.2　处理内化的父母模型

童年时期，我们都需要父母模型来构造我们的人格。大多数人会和他们的亲生父母共度童年时光，有些人则必须在其他人那里寻找人格结构模型，比如祖父母或养父母。理想而言，这些模型都是积极正面的榜样，给予我们力量，支持我们去找到并发展自己的身份。然而，大多数父母同样也向他们的孩子传递多种多样的限制性模式、恐惧、禁止和坏习惯。在青春期,在走向成熟的成长过程中,我们只是逐渐地部分与这些模型分离,以便发展我们自身的身份。但很多的模式依然保持下来,其中有些成为我们的正面资源,有些则成为无用的负担。显而易见,个体的深层目标就是要摆脱这些束缚,找到以内在父母表达出来的那种内在自由,就可以放下这些内在小孩抓住的外在父母模型。

很多成人依然背负着某些他们内化的父母模型的消极方面,这影响着他们的自尊、自信以及自我决定的能力,使得他们不能成为自主、自由或富有创造性的成人。他们可能重复父母的那些严厉无爱的行为。他们或许依然可以在内心听到自己的那些批评、怀疑或消极的评判,而那些曾经是来自父母的声音。他们可能会把真爱与那些模型所表达的内容相混淆,而这会在寻找合适的伴侣方面制造困难。他们经常会无意识地在爱情关系中不断地寻找内化的父母,或者把模型投身在伴侣身上,复制过去的冲突。他们可能想从自己父母身边逃离,避免让自己看起来和父母一样,但却依然被自己内化的模型所缠住。不论这表达了什么,都意味着他们并没有从过去挣脱开,也没有从父母那里摆脱束缚。他们依然把自己认同为自己的内在小孩,等待着认可及自己内在父母的关爱,直到他们可以放下这些内化的模型。

对有些人而言,父母有时候是缺失的。在这种情况下,内化的模型表达的是缺失和无力。这样的儿童在成人时,在发展相应的品质方面会有困难:不是在发展父性方面的创造力、行动力、信任力方面有困难,就是在发展母性方面的接纳能力、关爱能力方面有困难。内化的父母模型因为缺少某些东西,无法提供应该具有的积极品质,所以说是消极的。然而,这并不是一个不可修正的错误,因为所有的品质都存在于内在父母之中。我们的内在资源是无限的。

当父母把自己过度地认同为自己的内在小孩而不能正确扮演父母角色时,则可能发生孩子被迫对父母扮演父母角色的事情。孩子在寻求资源,提醒父母什么是适当的节奏。孩子不得不去安慰父母,从而发展出应对姿态。然而,这样是不合适的。当孩子不能待在其正确的位置上,某些自然的秩序就被打乱了。结果,孩子所内化的父母模型则是与成人无法应对的,它以幼稚的或情绪不成熟的方式行为。不论是怎样的模型,都需要得到识别和释放。那些能够自然联结其内在父母的个体能毫不费力地解决这个问题,而那些不能联结其内在父母的个体则会很挣扎,直到他们找到那个联结。不完美的父母最终给他们的孩子提供了这样一份礼物:让孩子在压力下找到其自身的内在父母,这是生命美丽的悖论之一……

在多数咨询中,我们必须要探察来访者与其父母的关系,识别来访者已经内化的模型。这样做的目的在于,识别并放下任何限制与削弱力量的存在。当然,这是一个**内在过程**。我们并非要切断与真实父母的联系,我们也不会陷入到对父母可能做过的错事的批评责备中。反之,我们会去识别我们是如何经历这些体验的,以及我们是如何内化这些经验的。我们的目的是要放下这些对父母的“内化模型”,从而获得内在自由,并能用更和谐的方式与“真实的父母”(以及人们)联结。我们的目的在于回到和谐与关爱,首先在内心达到,然后在外在达到。当这个过程结束时,不论我们的父母是怎样的人,不论发生过什么,我们与真实父母的富有关爱的、尊敬的关系将得到重塑。

一位找我做咨询的男士,他父亲在他 4 岁时离开了家,在他 6 岁时死去。他童年的大多数时间都是与母亲单独相处,对父亲几乎没有什么记忆。这导致了母子关系过于紧密,没有其他男人来平衡家庭。结果,这位年轻的男士发展出非常女性化的敏感,但缺少做出果敢决断的力量与信心。他在35岁时,依然没有结婚,凡事都会征询母亲的意见。不出意料的是,这位母亲总是感觉他的女朋友不足够好到能配上他。他也会有同样的感觉:这些女友的能力特质从来比不上他的母亲……在他来做治疗时,我们需要在掌控型的母亲形象和缺失的父亲形象两个方面进行工作。在这个具体的个案中,梦在识别这些内化的形象方面很有帮助。

有一次,他梦到一个男人戴着一顶帽子,而那顶帽子让他想到他的父亲。那个男人被其他人抬来抬去,因为他没有腿。那个人犹如一段朽木,或者一尊雕塑,只是依然活着,他什么也做不了……这个梦境中的男人显然是来访者内化的父亲形象。我让来访者回到梦境的画面里,角色扮演那个形象,想象自己就是那个被搬来搬去的人。我邀请他做出自己起身行走的决定,充分感觉到活力与身临其境的在场感,完全能够自己做决定……我让他给双亲写信,在空椅子面前大声读出来,然后再角色扮演父母接收到他的信并给出回应,做出支持性的陈述,认可他的自主、他自身的美好及力量。之后,我们做了"脱缚而出"练习(见下)。

对大多数来访者而言,我们需要深入探察他们童年期与父母的关系,以及受到的影响。不过,不只是探索与童年及青春期有关的意识记忆,同时还要了解父母在怀孕之前、怀孕过程中、生孩子时以及孩子出生头两年的生活经历。很多模式可能是在孩子出生前后这段亲密联结的年月中传递的。恐惧、愤怒、憎恨、悲伤、绝望、令人震惊的事件等,都会对孩子造成冲击与影响。所有这些首先需要得到识别,继而才能"感受"并"放下"这些无用的负担。

咨询对话 1

来访者(一位 30 出头的男士):我喜欢暴力行事,身体经常颤抖。
我也难以尊重权威,经常喜欢搞乱我的生活,有时甚至是
公开反对既定的秩序。我感觉我会很容易转向犯罪行为
那边,想要折磨或勒死别人。虽然我从没有真的这样干
过,却经常这样想象。现在我结婚了,有了一个女儿。我
害怕我会对孩子做出错误的行为,我想解决这些问
题……

咨询师:你的父亲是怎样的人?你过去和他是怎样的关系?

来访者:我父亲从来没喜欢过我,也从来没喜欢过我弟弟。我们都
是他第二次婚姻里的孩子,他的第一个妻子死了。好像
我出生时,他和我母亲已经在不太好的关系中,他不得不
和我母亲结婚,从那之后他就开始怨恨我。他个子不高,
是个虐待狂。他过去常常打我们,但他对我们却没什么
权威,因为他也不在乎这些。他自己就是一个无政府主
义者,我们常取笑他。我认为他有些疯狂。

咨询师:你母亲是怎样的人呢?

来访者:她过去对我们表达的是一种非常守旧的道德说教式的权
威,属于完全过时的那种。我们也无法尊敬她。从某种
意义上,我认为她比我父亲更是个权威人物,但却是歇斯
底里的,甚至是受虐狂。我一直无法理解她怎么能如此
顺从我父亲,但却对她的儿子那样残酷严厉。我总是被

看做一个坏男孩,我也已经习惯被那样看了。

咨询师:在你谈论这些时,你身体有怎样的感受?

来访者:……没有感受,我感觉还好,我想现在那些都结束了。

咨询师:你父母给你留下了深刻的印象。他们曾是你的模型,你内化了他们的行为模式、思维模式、情绪和痛苦。他们未能如你所需要的那样爱你,反之,有时却对你相当严厉。因而,你必须要从内在寻找资源,同时也从外在寻找可能的资源,以得到某种平衡。这是他们给你的礼物。你觉得你可以爱他们如他们所是吗?

来访者:……我会嘲笑他们,也许那不是爱他们……

咨询师:嘲笑也不错,它表明一定程度的内心自由、内在力量。但你有必要清楚地识别你受伤的内在小孩的感受,那个你曾经是小男孩的感觉,那一部分的你背负着所有没有得到关爱的记忆和感受。

来访者:嗯,我可以看到这一点,我明显感觉到爱与情感的不足。甚至在学校,老师通常都不喜欢我,我常被认为是个坏小子。不过幸运的是,我聪明,知道怎样得到好分数,所以我自己有力量去对抗他们。

咨询师:你可以看到你是怎样在你的生活里复制你父亲的某些态度吗?

来访者:我这样做了吗?……

咨询师:你当然这样做了!……用些时间去观察一下,同时看看你同样也复制了你母亲的某些态度……

来访者:我肯定没有!

咨询师:你妻子是怎样的人?

来访者:她是一个很强势的人,倾向于权威命令,对我和其他人都
　　　　是这样。她提供了那种我好像缺少的结构……

咨询师:你倾向于顺从她吗?

来访者:也许有的时候是这样……

咨询师:不是有点自讨苦吃吗? ……

来访者:……也许是的。

咨询师:这让你想起什么人吗? ……

来访者:嗯……也许,是的……

咨询师:敞开面对这些……识别这些模式。感觉一下它们从哪里
　　　　来……你的父母模型在你身上烙下了深深的烙印,你现
　　　　在可以选择把这些释放出来。你可以选择把自己锚定在
　　　　"内在父母"里……

来访者:我不明白为什么需要权威,为什么我需要一个父亲或
　　　　母亲?

咨询师:是这样的,感觉一下那种感受。感觉一下你刚才说的
　　　　话……你可以生活在不需要你父母模型的世界中。但你
　　　　不需要与之斗争,如果你与之斗争,你就把力量给它们
　　　　了,你只需要决定放下过去……这是我们将要进行工作
　　　　的方面,你会发现你拥有自身内在的价值,这会给你
　　　　力量。

咨询对话 2

来访者(一位年轻的女士):我持续观察到一个令我痛恨的模式在
我身上。不论何时有人欺骗我,特别是亲密的朋友或亲
人,我会禁不住反应非常强烈。我总是找到办法让他们
感到内疚,让他们看到他们是多么的错误,他们的行为是
多么的不可接受。我陷入到一种疯狂之中,以至于我真
的让他们感觉非常糟糕。然后,我为自己的行为感到内
疚……(她开始谈论一件具体的事情,以朝向自己的愤怒
的眼泪收场)

咨询师:(了解她的背景)在你是孩子的时候,你和父亲的关系是
怎样的?

来访者:……从来没有很好过。我怕他,不管什么时候我做了不好
的事情,他都会打我。我记得,我会在房子里跑来跑去或
者藏起来,让他找不到我。当然,他总是能找到我。这样
一直持续到我 16 岁。

咨询师:他怎么打你?

来访者:在我很小的时候,他会打我的屁股。记得我把床尿湿了,
他会打我的屁股。母亲只是看着,什么也不说,我恨她那
样。我不理解为什么父亲会那样,因为我已经感觉很糟
糕了,那样让我感觉更糟糕。当我长大些,他会打我的
脸,或者用脚踢我屁股。我必须站在一扇门前,他则像他
说的那样踢足球,他是在射门。当然,那个球其实就是我

的屁股……我记得有次他把我打得很惨,我的脸一直流血……

咨询师:你现在对父亲是怎样的感受?

来访者:我不和他说话,我们假装一切都好。我住得远远的,也不想经常看见他。

咨询师:我们需要用些时间真的能够对那些感受敞开。你父亲的威胁,你有的那些恐惧,你感觉到的不公平,这些对你而言就是一种虐待。你还需要去觉察你看待父亲的角度,他给了你一个模型,你从他那里获得了最好的和最差的,你止不住地会复制他的某些态度……当你被欺骗时,你就攻击。进入到这种感受里……你能够感觉到在你身体里的那个父亲吗?……

来访者:……是的,我可以……

咨询师:你行为像你父亲的那部分是你内化的模型。你痛恨它,可是它在那里。它让你感觉内疚,它一直在告诉你有多错误……

来访者:是的……

咨询师:很好,认可那一部分……做出你的决定:你想要继续在你内在保持那个子人格,还是想让它走?

来访者:我想让它走。

咨询师:好,我们会准备来做这件事。过去的已经过去,现在一切都结束了。你真正想要的是完全摆脱过去所发生的,不论父亲曾对你意味着什么,现在都放下这一切,完全让自己自由。想象你父亲就坐在这里,就在你面前。你会告诉他什么？……

工具和活动

在这个过程中，有一些实操工具可以帮助我们来工作。

（1）识别父母模型

如何识别这些内化的模型（或模型缺失）以及它们可能的负面影响？第一步，我们需要带领来访者探索他们的家庭背景（见上一节）。我们可以通过探索那些在当前关系中的投射，进一步识别与父母（或任何扮演这个角色）相关的负面模式（感受、认知、态度），有问题的行为模式可能与童年期内化的模型有关。它们可以是这些模型的复制，或者是反对这些模型的反应。什么模型被复制？什么模型被反抗？要确保来访者获得对这些可能的关联的洞见。

你可以通过一些具体的练习帮助来访者。首先可以探索父母的一些典型姿态，通过这些特定的身体态度，发现父母在大多程度上依然在场。之后，探讨与之相关的一些问题可能是合适的。要保证来访者可以在身体层面有所感受，而不是停留在头脑层面。

与父母态度匹配并联结相关感受

1）请你摆出一个你母亲的典型坐姿。

你母亲什么时候会这样坐着?

她这样坐着时,有怎样的感受?

她这样坐着时,会说些什么?

2)看一看**你**是否有的时候也这样坐着?

你什么时候会这样坐?

你这样坐着时,有怎样的感受?

你这样坐着时,会说些什么?

3)站起来,摆出一个你母亲的典型站姿。

你母亲什么时候会这样站着?

她这样站着时,有怎样的感受?

她这样站着时,会说些什么?

4)看一看**你**是否有的时候会这样站着?

发生什么的时候,你会这样站着?

你这样站着时,有怎样的感受?

你这样站着时,会说些什么?

5)摆出一个你父亲的典型坐姿。

你父亲什么时候会这样坐着?

他这样坐着时,有怎样的感受?

他这样坐着时,会说些什么?

6)看一看**你**是否有的时候也这样坐着?

你什么时候会这样坐?

你这样坐着时,有怎样的感受?

你这样坐着时,会说些什么?

7)站起来,摆出一个你父亲的典型站姿。

你父亲什么时候会这样站着?

他这样站着时,有怎样的感受?

他这样站着时,会说些什么?

8)看一看你是否有的时候也这样站着?

你什么时候会这样站着?

你这样站着时,有怎样的感受?

你这样站着时,会说些什么?

识别继承的认知模式

探索以下问题:

1)什么样的价值观/信念/规则是父母明确要求你遵守的? 所有"你应该……"、"你必须……"、"你绝对不能这样或那样做"等信息都属于此类。

例如:你必须尊敬父母;

你只能依靠你自己;

不要和陌生人出去;

只有努力工作才是有价值的;

不要和其他文化、宗教或种族的人结婚……

2)什么样的价值观/信念/规则是父母给你的,但并没有明确表达出来,或只是通过他们的态度表现的?

例如:我控制我的感受,我从不哭出来;

我们不谈论感受;

我为他人牺牲自己;

我们比其他人要好；

我不在乎其他人，只关心让自己满意的事情……

3）父母把哪些要求、压力、评判、批评或比较加在你身上？

例如：只要你按照我们的期待做，我们就会爱你、支持你；

我们对你寄予很大的希望；

我们不同意你的选择；

你看看其他人，他们可以，为什么你那么困难？

不要留下我们不管；

你不应该和那个人结婚……

4）父母怎样做可以更支持你？想象理想的父母，他们怎样做会更好地回应你的需要？

5）识别与这些问题相关的感受。你为此对他们还有多少评判、反抗或怨恨？认可你身体里的感受。

6）认可你携带的相似的思维模式、习惯或行为模式，有多少模式是你可以识别出来在你身上也有的？哪些是你感觉准备放下的？

一个引导练习：吸入心灵

舒适地坐好，闭上眼睛。

敞开面对你身体里的感受。

只是呼吸、感受……

让这个经验带来的所有元素都呈现在当下，

与你父母相关的思绪和感受……

就在这里，在你的身体里……

（核查：你现在能识别出一些感受吗？……）

很好……待在感受里，吸入这些感受，让这些感受变得更大一些……

你可以把这些感受看做"能量"，

你可以敞开你的心灵，把这些能量吸入你的内心……

吸入你本性的光明中，你的深层自我中……

你可以从你的心灵中呼出光亮与关爱，

你关于安宁、疗愈、自由的意愿，

持续这样做，只要你感觉有必要，

在你做完时，准备回来，睁开你的眼睛……

（2）识别意愿，设立目标

来访者要有一个清晰的意愿，即放下那些使之纠缠在过去的事情，剪断那些不想要的模式，进入到一个自由的空间，释放出那些不想要的模型，原谅父母，接纳父母如其所是。咨询师可以通过以下的问题澄清来访者的意愿：

你准备好放下那些不想要的模式了吗？

你想要进入到内在的自由和力量之中吗？

你准备好接纳你父母本来的样子吗？对他们所给予你的一切心存感激？

在这方面，你究竟想要什么？你最大的愿望是什么？

为了进一步澄清这个意愿，在需要的时候，也许继续跟进下一个活动是合适的。

(3) 写信

你可以请你的来访者写信(一次给双亲中的一个),向父母表达任何可能的感受,表达任何可能的需要,表达任何可能的要求。确保是从"内在父母"的视角写信,使用"我"字句陈述,认可内在小孩。

写完之后,你再请来访者写另外一部分,对从父母那里接受到的所有东西表达感激。写完之后,你可以请来访者为自己所拥有的家庭环境负起全责:我们从不是受害者,不论环境如何,我们知道我们总是拥有选择。我们总是在学习,学习是生活真正的目标。那个富有挑战的情境会带来怎样的礼物? ……让来访者识别任何挑战所带来的礼物。

(4) 空椅子和角色扮演

下一步是在空椅子面前把信大声读出来,而父(母)亲是假设坐在空椅子上的:"想象你的父(母)亲坐在这里,感觉一下他(她)的存在和能量"。

如果合适的话,读完以后,来访者可以交换角色坐在父(母)亲的椅子上,角色扮演父(母)亲,看着另一个自己刚才坐着的空椅子,而他应该是仍然坐在那里的。让来访者真正进入那个新的角色,并想象、感受在那个空椅子上的自己的存在。告诉你的来访者:"你现在是父(母)亲,你刚听到你孩子给你写的信,你想怎样回应他? 你要怎么告诉他你收到了信,同意疗愈过去,认可他的自由、他的美好、他的力量?"

当父(母)亲缺失或死亡,这个练习也会很有帮助。这会让来访者感觉到父(母)的存在,并内化那个存在。

(5)观想练习

在这样的工作快结束时,提供一个引导性的观想也许是适当的,这会帮来访者把整个经验锚定在内心的能量上:

"观想你的父(母)亲在你的面前……认可他(她)本来的样子,他(她)是有着特定经历和理解的人。不管他(她)是怎样的,他(她)本来的样子就好……没有评判……没有责备……"

完全敞开接纳,并对他(她)说:

不论您现在是怎样的都好,不论您过去是怎样的也好……不论发生了什么也好……都是过去的一部分,都结束了……

我不需要继续沉浸在过去中……我选择现在让它们走……

不论您——我的父(母)亲对我意味着什么,都是我所经历体验的生活,我所选择的生活,我从其中有所学习和成长……

不论您给予我什么,我现在都可以为此感激您。

爱与祝福……光与爱……

不论我曾对您如何反应,请您原谅我。

我的感受只是我的,我选择现在处理这些感受……我的认知模式也是我的,我选择现在就予以改变……

爱与祝福……"

如果时机合适,你可以进入到"脱缚而出"练习。

(6)"脱缚而出"

这个观想练习是一个内在过程,目的在于摆脱内在父母模型的束缚,重获自由。这个练习使我们重获力量,帮助我们找到真实的自我身份。

这个练习可以作为最后一步,在来访者准备好**放下**的时候做。你需要向来访者简要地介绍这个练习,让他知道你将引领他经历一个内在仪式,目的在于剪断那个缠结,从内在父母模型中摆脱出来重获自由。在识别已经内化的模式之后,一次练习应该只针对父亲或母亲中的一方。要保证练习目的被来访者清晰理解:放下你**内在**任何给你负担的东西,并不是说要和你现实的父母隔开距离。只有我们在放下和父母有关的所有负面模式后,我们和父母的真实关系才会得到改善。我们的目的是要敞开我们的心扉,进入到我们自己的自由之中。

咨询师在引导练习时,要保证留有足够的时间给来访者让他们体验你的引导。在练习中,请来访者告知你他是否准备好,他是否做了你所引导他做的。咨询师要跟进这个过程,但不要让来访者说不必要的话。这并不是分享的时间,只是保持简短的联结。这是你确定让自己保持正确的节奏的方法,从而让来访者可以真正进入练习中。

观想仪式

从一个简短的放松开始:"准备好进入你的内在空间……选一个舒服的姿势坐好……闭上眼睛……深呼吸,让自己的身体放松……"

1）想象你站在地上，在一个有金黄色光圈围绕的中心，光圈离你的身体大概2米开外（这个光圈是你自己领地的象征，是你感觉安全的地方。金光提供了温暖、关爱和保护）。

2）想象在你的光圈外还有一个同样大小的光圈，就在你面前，与你的光圈相切，以一个点相连⋯⋯这个光圈不会进入到你的光圈里。

3）现在，请把你的父（母）亲（其中一位，而非两位）或你要剪断与其缠结的人，放在另一个光圈的中央，声明你要**剪断缠结获得自由**的意愿。确保每个人都站在其光圈中央，不可能越过其光圈的边界，也不会彼此触碰。

4）现在，想象两个光圈的交界处有一个蓝色的光点。先沿着另一个光圈，顺时针慢慢移动蓝光，移过两个光圈的接触点时，转到你自己的光圈继续逆时针移动蓝光形成一个"**8**"**字**⋯⋯（这样做是为了强调分离，明确两个光圈的界限。同时，体现出关联，尊重联结）

5）持续移动蓝光1~2分钟。在移动的时候，意识到这个光有特殊的疗愈效果。感觉到这个光在增强你的力量，祛除你从另一个光圈里的那个人身上所沾染的任何负面的东西⋯⋯

6）想想你与那个人的关系，感觉这个关系带给你的感受。

7）想象联结你和那个人的纽带，让那个联系物质化，用一个密实的物理形态来形容那种感受。核查："告诉我你看到什么"或"你可以看到那个联结吗？"

8）现在，请你选择一个工具，可以让你轻松剪断这个联结的工具。什么样的工具可以帮你最好地剪断这个联结？⋯⋯（核查：告诉我⋯⋯）当工具被识别出来后，引导说那个工具在来访者的手上。

9）然后，紧贴身体切断那个纽带（不是在纽带中间），把切下的一切放在光圈外边（纽带需要紧贴身体剪切，不会有任何伤害，不会留有任何痕迹）。把剪切的纽带堆放在一起。

10）选择最好的方式让这些被切断的无用的联结消失，让它们完全消失。（咨询师可以引导：你是想烧掉它们，还是泼些浓硫酸让它们很快分解？……）（核查：当这一切做完，处理干净后，告诉我……）

11）回到你光圈的光亮中，用心**感觉**一下差别。

12）告诉你的父亲（母亲），确认你新的自由，表达感谢，表达你内心任何想表达的感受，比如认可、原谅、祝福。用积极的语言确认你的自由（咨询师可以适时给予引导）。

13）让那个光圈（父亲或母亲）渐渐远离，直至完全消失。

14）再次锚定在你自己的光圈里，用心感受那个差别。呼出过去，吸入当下。敞开面对当下的自由。

做完这个练习后，咨询师寻求来访者的反馈：你在这个过程中有怎样的体验？……如果这个练习并没有完全完成，或在整个过程中出现一些困难，你可以在以后的咨询中再做。这个练习是否可以获得成功当然取决于来访者。咨询师在提供这个练习时，要确保来访者已经做好相应的准备。如果你不得不中断这个练习，也没有问题。如果需要，你可以在以后的咨询中再回到这个练习上。

脱缚而出⑥：练习指导语的完整版

让自己以舒服的姿势坐好，闭上眼睛，做几次深呼吸。完全与自己

---

⑥ 这个练习是美国心理学家 Phillis Crystal 于 20 世纪 70 年代介绍的。

的身体同在,感觉与自己的力量与信心重新联结。

现在,想象有一个光圈环绕着你,离你的身体大概2米开外。

(个体咨询中:你能想象出来吗?)

这是你的领地,你站在光圈中央,与大地相连,与你周围的所有生命相连。

想象在你的光圈外还有一个同样大小的光圈,就在你面前,与你的光圈相切,以一个点相连……这个光圈不会进入到你的光圈里。

现在,你可以看到在另一个光圈中央,你父(母)亲站在其中。确保他(她)站在光圈中央,碰不到你。你们都各自站在自己的领地……

现在,想象两个光圈的交界处有一个蓝色的光点。先沿着你父母的光圈,顺时针慢慢移动蓝光,当回到两个光圈的接触点时,转到你自己的光圈继续逆时针移动蓝光。然后,再向上到另一个光圈,形成一个8字……

持续移动蓝光,围绕这两个光圈一会儿……

现在,用些时间与你父(母)亲对话,告诉他(她):你已经决定挣脱过去所有阻碍你的束缚,走向自由。这是一个你要放下过去的时刻,在你的内心,你会永远都保持那份联结,但是那些与过去紧密缠结的东西现在都要得到释放……

现在,请你去感觉你与父(母)亲的联结……感觉那个束缚你的纽带……让那个感受在你的身体里澄清显现出来……

现在,让那个感受变得更明显、更强烈,但你们的身体不会彼此接触……让那个感受以一种具体实在的物质形式显现出来……我想请你把这个束缚你和父母的纽带视觉化……可以是根绳子,或是个链条……可以是根轻巧的布条,或是一个沉重的木头横梁……不论是什么样的,都没有关系。就让那个纽带以一个具体的形式呈现出来……
是它把你们俩的身体捆绑在一起……

(个体咨询中:那个纽带看起来是怎样的? ……)

现在,请你选择一个工具,可以让你轻松剪断这个束缚的工具。可
能是剪刀、剑、锯子或刀……任何你感觉最适当的工具……让这个工具
出现在你的手上……

(个体咨询中:当你有了工具后,请让我知道……)

然后紧贴你和父(母)亲的身体,切断那个纽带,不会有任何伤
害……把切下的一切都拿开,放在一边,放在两个光圈的外面。

(个体咨询中:当你做完这些,请让我知道……)

当你准备好之后,选择最好的方式让这些切断的无用的束缚消失,
你可以烧掉它……你也可以用浓硫酸让它们分解,瞬时消失……选择
任何一种你觉得适宜的方式,清除这些残余直至消失……

(个体咨询中:当你做完这些,请让我知道……)

当你做完这些,回到你的光圈,用心感觉一下差别……

你父(母)亲的光圈现在已经开始慢慢离开你的光圈……

再一次告诉你的父亲(母亲),现在你们彼此都自由了……只有爱
在其中……你感谢他(她)给予你的一切,与你在一起分享的一切……
你可以祝福他(她),把最美好的祝愿给他(她)……

你看到你父亲(母亲)的光圈渐渐远离,直至完全消失……

现在,你用一些时间和你自己在一起……重新关注你的呼吸,深深
地呼吸,感觉与大地的联结……

感觉到前所未有的新的自由与轻松……

呼出过去,吸入当下,吸入新的无限的可能性……

当你做完，准备回到这个房间……

睁开眼睛，伸展一下身体……

可能的疑问

问：在什么样的情况下，可以用这个"脱缚而出"的练习呢？

答：这个练习主要的目的在于让我们从内在模型或父母的束缚中重获自由。在探索来访者与父母的关系后，如果来访者现在明确准备好要释放内化的子人格，这个练习就是合适的。如果有其他人给来访者留下很深的负面影响，来访者准备好放下这一切时，也可以用这个练习。放下的意愿必须要被明确地澄清。

问：如果意愿还不是完全清晰呢？ 如果来访者在父母那里感觉完全被束缚，一点都感觉不到自由呢？

答：不用太担心，这个练习不会有伤害。你要等到来访者识别出依赖性的关系模式，再次碰触到痛点，他想要自由时，再做这个练习。但如果情况不是100%如此，你在练习中会发现的，这并不真的是个问题。这是来访者去看、去感受他对这个问题的立场的时机。用这个机会去识别感受，镜射并设定目标。

问：在这个观想练习中，只是把那些缠结放在一边可以吗？ 或者我们必须要真的让那些缠结消失？

答：我们应该确保那些缠结能完全消失不见。不论是焚烧还是瓦解，都会引导来访者看清这一切，直到所有的缠结消失，一点点痕迹都不留,让一切消失得无影无踪!

问:如果来访者没能让那些缠结消失,你怎么做?

答:如果来访者在练习中有任何的困难,让他告诉你。咨询师要保持开放和灵活,不用强迫来访者做任何事情。也许来访者只是没有准备好做这个练习。做这个练习并不会有伤害,但也许在后期需要再做这个练习。观想练习过程中的困难经常表明来访者没有足够地准备好,来访者也许依然抓住某些事情不放。

问:有些来访者在观想与父(母)亲的"缠结"时会有困难,他们不知道想象成什么,或者他们只是什么都不愿意想。那我们该怎么对他们进行工作?

答:在你请他们观想与其父(母)亲的缠结之前,你要确保让他们有时间去"感受"他们与父(母)亲的关系,他们在那个感受中会更容易观想或想象某些东西。那个感受会有怎样的形状?请他们把那个感受物质化,变成可以看见的形式。然后核查:出现了什么?可以看见吗?……这些缠结应该与他们的身体相连。你可以引导这样的意象:看起来像绳子、链条、细线、精致的布条等?不管是怎样的形状,都没有关系,只要允许剪断这个缠结。有些缠结难以剪断,比如在地上画了条连接线,或者手拉手那样的身体接触。在引导时,就需要很清楚地说明,来访者和其父(母)亲在各自的光圈里,在光圈的中心,无法去触及对方。

问:我有个来访者在练习中开始哭泣,她不想让父亲离开……

答：咨询师总是紧密跟随来访者的经验，你必须调整步调，紧贴着你的来访者走。欢迎来访者的情绪，让他们释放情绪，敞开认可情绪。给来访者时间，告诉他们没有问题。如果需要的话，可以在之后再回到这个练习。同时，咨询师要保证自己可以清楚恰当地介绍这个练习，你剪断的是与"内化"的父（母）亲的缠结，我们并不是要剪断与现实父母所有的情绪感受。如果感觉合适的话，咨询师可以在练习中重复："你与父（母）亲总是保持心与心的联结，你在这里放下的是你所内化的东西，是仍然活跃在你内在的子人格。"我们不是要剪断与现实父（母）亲的心的联结，我们肯定不是引导来访者拒绝或抛弃现实中的父母。实际上，爱的联结总是会在那里，你不可能剪断它。你要剪断的只是那些烦扰你的负担——那些记忆和模式。我们只是对"内化"的子人格进行工作。

问：如果剪断了那个缠结，但却在来访者身上留下一点点痕迹，该怎么办？

答：给出的引导语应当清晰：你不是在那个缠结中间剪断，你是紧贴双方的身体把缠结剪得干干净净，让一切都离开。如果遗留下什么，引导来访者可以很容易地把那些东西拿开放在一边。

问：在剪断缠结之后，咨询师邀请来访者对自己的父（母）亲说话，如果来访者不想和父（母）亲说话，怎么办？

答：这的确是一个重要的时刻，来访者可以用积极的言语认可他的父（母）亲，不论父（母）亲曾经如何，他现在可以认识到自己新的自由。这是为什么在来访者准备好时做这个练习的原因，这是疗愈并放下过

去这个过程中的最后一步。在引导这个练习时,你可以做以下的引领:
"对你和父母分享的每一件事心存感激,不论是好的还是坏的事
情⋯⋯你可以给他/她祝福,祝他/她生活愉快。你们彼此依然可以保
持心的联结,但现在你们各自都可以完全自由了,每个人都有自己的人
格、自己的生活⋯⋯就是表达你心里想表达的感受和话语⋯⋯"表达
出来的内容应当是内在父母的话语,表达的应当是疗愈的意愿,而不是
受伤的内在小孩想说的话。

**问:如果剪断缠结时会有伤痛呢? 我们应该对此核查,询问是否会
有伤痛吗?**

答:在引导练习时,你必须要保证你用合适的语言来引领适当的练
习。如果你问"这样会受伤吗?"你所使用的语言就在引导暗示可能的
疼痛。反之,你应当清楚地说明:"用一种方法把你身体上的缠结剪干
净,但不会伤到你,也不会留下任何痕迹。把那些缠结放在你光圈外面
的地上,当你做完后请告诉我。"这不应该有任何伤害,但如果你发现
有(我从没遇到过,不要如此期待!),你可以引领来访者用一种神奇的
药膏即刻让伤口痊愈。如果来访者有感受,确保让来访者可以把光和
疗愈的力量朝向那个感受⋯⋯这是一个富有开放性和创造性的练习,
会揭露某些内在的模式。咨询师总是要准备好临场发挥,用某些方法
来进一步深化疗愈过程。相信你自己,你会知道要怎样做。

问:当来访者心里有怨恨时,还可以用这个练习吗?

答:在你用这个练习之前,你需要探索来访者的感受、痛苦及记忆,
要澄清来访者的意愿:他究竟想要什么? 当来访者准备好放下及疗愈

时，就是做这个练习的时机，这是最后一步。

问：如果我们放下父母模型，那我们需要什么新的模型来替代呢？

答：好问题。你怎么想的？……我们所有人寻求的最终模型在我们的内在，而非外在，也就是我们自身的本性，我们的内在父母。所以，我们必须要在来访者释放他们的父母模型之前，确保他们可以很好地锚定在自己的内在父母。

问：如果来访者想让他的父母两个人同时进入到那个光圈里，怎么办？我们可以用这个练习同时对父母双方进行工作吗？

答：一般一次对一个关系进行工作。母亲和父亲是两个不同的存在，两个不同的内化模型，分开来进行工作更好。因而，在你引导这个练习的时候，你应该给出清晰的指导语：母亲或者父亲。但这个练习和其他任何观想练习一样，咨询师必须要准备好随机应变，临场发挥处理意料之外的事情。如果父母双方都出现在光圈里，并非不可能同时对双方进行工作。也许引导把父母放在两个不同的光圈里要好些，然后让蓝光在这三个光圈里来回穿梭。然后，你可以处理两个缠结，剪切、焚烧缠结，让一切消失不见。在这个过程中，你要牢记你的目的是让来访者将感受"固化"（即让感受看起来有固体的物质形态），然后就可以外化它们，并放下它们。最终，来访者才可以对困扰他的任何感受或认知模式做这样的处理：把它们放在自己之外，然后放下。

(7) 梦的工作

对那些与这个工作相关的梦境予以注意。梦常指向内化的父母模型,对梦者所处的立场以及他内在的资源给出线索。当我们梦见父母时,请注意,那可能是"内在父母"、我们的本性或深层的自我,也可能是"内化的模型",这代表我们如何看待我们的"真实"父母。区分并找出到底是什么出现在我们的梦境中,只需要我们去核查梦境中的元素所表达的是一种资源(爱和智慧),还是一种限制性的模式。

一位40岁左右的女性来访者,为她驾车时的一些恐惧模式而来咨询。在她驾车进入高速路时,也就是她面前的道路宽敞开放时,她会突然感到恐慌。咨询中很快表现出来,她与父母断绝关系很多年了。她与父母的关系从开始就很糟糕,因为父母在国外工作,所以在她不到1岁时就被送给奶奶看管。在她4岁回到家之前,她还和一个姑姑一起住了一两年。她的母亲是一个强势的女人,她感觉母亲从来没有真正真诚地对待过她,反之,实际上母亲是在以不同的方式控制她。她父亲从来不对此发表意见,而是生活在妻子的阴影下。她对父母的愤怒是鲜活强烈的。在几次咨询会谈之后,她做了这样一个梦:

我坐在父母家里的餐桌旁,和他们以及我的兄弟一起吃饭。我妈妈说:"我今天不能和你一起去超市了,我头疼。"我生气地说:"是你答应我要去的,你必须要说话算话。你总是找理由不遵守诺言,我知道真正的原因:你太自私了,你太小气了!"我们吵起来,我对她有强烈的怒气和攻击性。我爸爸插进来说我不应该对妈妈那样说话。我冲他嚷道:"你闭嘴! 你在你必须要说话的时候从来不说,现在你最好待在一边。"我的大哥说:"你真是一点没变,总是这么令人讨厌,这么好斗!"我用手指着他:"你也把你的嘴闭上!你欺骗你的妻子,对她不忠。你没有资格来教训我!"……

整个氛围非常紧张,我感觉他们都在反对我。最后,我对我的攻击性感到心虚与内疚。

这个梦直接反映了这位女士对她家庭的感受。这里的感受是梦中重要的部分,梦中的人物是活在她内在的"内化"形象,不断滋生内在冲突。她在此有机会敞开面对她内心真实的感受,识别这些内化的模型,并做出清晰明确的选择:疗愈并转化这些感受。

6.3.3 作为系统的家庭:识别可能的"缠结"

个体症状与家庭系统

近几十年,已有作者阐明个体不可能与其所处的更大的"系统"隔离开来。即使在家庭系统之外,我们都属于一个有特定动力、记忆和认知模式的团体系统,甚至是数个团体系统。当然还有种族团体、国家团体,以及宗教、文化、社会及专业团体。甚至是我们的性别,也让我们归属在男性或女性这样的性别团体里。

从治疗的视角来看,那些背负伤痛的记忆、导致恐惧及相关认知模式的感受是最相关的团体。一个孩子可能会从他的父母及祖先那里继承与战争、冲突、耻辱或其他重大事件相关的感受或焦虑。对这些问题的治疗和我们对其他感受和认知模式的治疗并无不同:同样是识别身体里的感受,然后把感受带入到心灵的振动以转化能量。

让我们来更仔细地看一下家庭系统。这显然是每个人参与的最亲密、最重要的系统,这里要求一个更具体的方法。20 世纪 70 年代弗吉尼亚·萨提亚(Virginia Satir)以及之后的伯特·海灵格(Bert Hellinger)、根达·韦伯(Gunthard Weber)把家庭系统的重要性凸显在众人面前,不仅是我们的原生家庭(即我们所出生的家庭),而且还包括我们当前的家庭(即我们作为成人的家庭)。个体的身心症状经常是他对所属的更大的家庭团体的忠心的一种表达,这一点变得更加清楚。

作为咨询师,我们不能忽略来访者现实的这个方面。很多功能失调的症状都从家庭系统中找到根源。发生在家庭成员中的创伤性事件可能影响儿童,迫使他们进入到某些无意识的努力中去重塑平衡。儿童可能陷入严重的疾病中,以此提醒家庭中的近亲因为某种悲剧而消失不见,其所背负的内疚感从根源上可能属于家庭早期的成员。这种移情或复杂联结称作"缠结(entanglements)"。如海灵格所说,"某些无形的力量把我们卷入到那些本不属于我们的命运中,那些本应是两、三代之前甚至更早期的那些人的命运,这些是他们在其有生之年未能解决的问题的遗产。"

各种不同的事件,诸如父母或兄弟姐妹的早逝、某个家庭成员被排斥驱逐、某个家庭成员遭遇凶杀、家庭其他人遭遇某个家庭成员的欺骗,这些都可能导致缠结,会扰乱个人的生活及关系。这些可能会导致严重的后果,比如隔离感、抑郁、身心疾病、事故,甚至出现自杀意念乃至企图自杀。

海灵格发展出一种叫做"家庭系统排列"⑦的方法，团体中的一个成员可以通过团体再现、角色扮演，重新定位其家庭系统，从而转换能量，打开转化的过程。在工作坊的环境中，来访者带来他们想工作的具体议题，这些议题经常是长期存在的、折磨人的、影响个人生活的问题，是他们反复多次尝试想要改变的问题。来访者选择工作坊中的成员代表其家庭成员，并依据他们彼此的关系安排所在的位置，过程中无需任何评论。来访者依据他们在家庭系统中的位置及对彼此关系的感受安放每个人，这种排列成为原生家庭系统的一个活生生的模型。

在接下来的过程中，那些代表家庭成员的参与者，他们虽然对自己所代表的人以及发生的事情一无所知，但却会发生有趣的现象。代表们开始有反映真实的家庭成员的感受和想法，因为这些代表与系统"调谐"一致，他们开始进入到那个能量场中。在团体带领人的引导下，当给所代表的系统带来变化时，当提供认可和疗愈时，这实际上对来访者和当前系统都有影响。

并非绝对要通过团体来解决缠结，个体工作同样可以处理缠结，我会在后面探讨这一点。但团体肯定为转换能量、提供洞见、疗愈过程提供了强有力的基础。

系统排列工作在近些年发展很快，很多咨询师了解了其中的团体工作。这个方法是开放的，可以供每个人去探索，我们可以找到很多有关家庭系统排列的相关信息以及书籍。不过，如果要成功地领导系统排列工作，显然需要作为咨询师以及系统排列师这两方面的受训背景。

---

⑦ 系统排列，译自英文星座（constellation）一词，原指天上一群群的恒星组合。

在个体咨询中对缠结进行工作

我在此的目的并不是要涉及家庭治疗或团体治疗,而是要明确可以用在个体咨询工作中的工具。

咨询师需要看到个体家庭系统的全貌。我们经常无法理解来访者的很多情绪反应,只有我们将之放在来访者整个家庭系统的广阔视野下,一切才变得明朗起来。有些情绪模式源于无意识的认同过程。来访者可能陷入其家庭系统不平衡的能量模式中,无意识地决定背负某个问题,选择跟随一个已经不在的家庭成员,或者把自己认同为那个家庭成员,发展出补偿性的生理反应或心理模式。这种家庭系统中的缠结,是一种阻碍成长、变化及幸福的强烈的无意识表达。只要缠结没有被识别、认可及提升,当事人就不会迈入和谐安宁之中。

并非所有的问题都与缠结有关,并非所有痛苦的家庭事件都会导致缠结。但是,咨询师需要知道这些,并寻找可能是缠结情况的指示。

咨询师要找的是失去的元素,是系统中阻滞能量的特定成员。识别家庭历史中的创伤性事件,寻找与创伤联系最紧密的家庭成员,可能他是未被认可、不被关爱或被忽视排斥的某个人。寻找任何在家庭系统前面几代人身上发生的情绪化事件:自杀、严重的事故或疾病、令人感觉耻辱的行为或错误、谋杀、入狱、流放,当然还包括夭折或反复发生的流产。这些事情可能被压抑或保守为秘密。但事实是,那些被诅咒、拒绝、忽略的人会不断地通过某种虚空的能量"萦绕附着"在其他家庭成员身上。他们就像是黑洞一样吸附着能量,导致系统的不平衡,直到后面某个家庭成员以一种无意识的愿望去重塑平衡,决定背负那个未被认可的命运。这个家庭成员就此偿还旧债,在那个被拒绝或死者的位子上受苦,或模仿其行为。向那个未被认可的家庭成员传递的信息则是:"我宁愿我来受苦而不是你"、"我跟着你的命运走"、"我偿还了你的债"、"我要跟着你一起死"……

在来访者身上寻找这些可能的认同失去的家庭成员或家庭创伤的模式,通过对这些模式予以认可、感受、转化能量、澄清意愿及重塑潜意识的信息,从而对其进行工作。当每个人都被尊重认可,都被放回到应有的位置,疗愈便自然来到。

为了帮助个体咨询师识别家庭系统中的缠结并对之进行工作,我想主要阐述下面两个工具:

1)画家谱图

2)用小木偶演示家庭系统,从而进行系统排列工作

画家谱图

如果有指示表明咨询师需要深入整个家族,我们可能会从画家谱图开始。它让来访者可以去看到每个家庭成员以及自己在更大的家庭结构中的位置。这会重新唤醒所有的联结、家族多方面的影响以及相关的记忆。

在家谱图上,圆形用来代表女性,三角形(或正方形)用来代表男性。

在一张大白纸靠下方的位置,用一个圆形或三角形代表来访者,只需要在其下方留少许地方,这个地方留给可能存在的孩子。

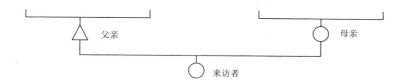

在这个家谱图中，如果有兄弟姐妹，则根据排行排列。配偶用一根水平线相连，他们的子女则放在其下。在每个个体之下应当写出姓名、出生日期、死亡日期（若此种情况，则需要在圆形或三角形中画上×号）。其他重要事件则应该简要记录或以象征代替：自杀、被杀、癌症、失踪、暴力、被强奸等。死婴甚至是流产，也应同样放到家谱图里。工作或主要的成就，以及突出的特点也可以提及。

事故、疾病、死因或其他重要事件也应当记录。婚外关系及因此涉及的子女问题应该在家谱图中找到应有的位置。

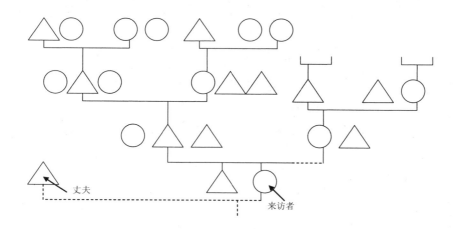

完成家谱图后，我们可以看其中的姓名、比较日期、寻找趋势和相似性……我们应该去探究那些可能造成强烈感受、认知模式、拒绝、内

疚感等的地方,我们可能发现更大的家族系统是如何跟随固定的模式在所有的家族成员身上留下印记的。

木偶排列

　　如果事情变得复杂,或者缠结已被识别,用木偶把家庭系统展示出来是会有帮助的。木偶就是各种人物的微型表征,有各种不同的类型、形状、姿态,有男有女、有老有少、有美有丑……咨询师应备有各种类型的木偶供来访者选择。来访者根据感受(成员之间的亲疏远近、目光相对或偏离等)在一个给定的地方(一块木板或一张纸上)把整个家庭成员摆列出来,这会激发洞见,并开始把事情放回到其原有位置上。来访者应该用时间去联结每个成员的感受,根据这些感受变换位置,这可能会在系统中重塑平衡。来访者原生家庭中的所有成员都需要被呈现出来,即使是已经死亡或流产堕胎的婴儿。

　　在这个过程中,咨询师可以适当地具有创造性,通过提问创设木偶之间的适当对话:这个成员想说些什么? 他/她需要什么? ……你想怎样重新摆放他们,以便让他/她感觉好受点? ……

　　这个疗愈过程需要识别缠结,用更适当的信息替代原有的潜意识信息:

　　　　我尊重你的命运;

　　　　我认可你的位置;

　　　　我认可你的选择,你的生命经验;

　　　　你死了,而我活着。某天我们会重逢的;

　　　　你是我们这个大家庭的一分子;

我在内心里给你一个位置……

当缠结被有效地识别,这些新的自我解放的语言应该由来访者大声念出来,以此放大效果,让来访者在最深的层次上锚定那个能量。

如果需要,可以在此运用"空椅子"技术:来访者可以想象那个未被认可的家庭成员坐在他/她面前的椅子上,此时自己把那些话语大声地说出来。咨询师可以引导来访者进入这个过程,并且进行适当的言语提示。咨询师可以通过询问来访者坐在空椅子上的人的反应,来核查来访者在此过程中的投入程度。

密切观察来访者的态度,其卷入程度是祛除认同、解放自己的关键所在。他需要栩栩如生地想象那个未被认可的家庭成员,即使他从来没有亲眼见过那个人,即使那个人的样貌甚至是模糊的。更为重要的是,来访者应当**感受**那些说出去的话。

只有爱能疗愈。那些被排除在外或缺失的成员必须要被对话、承认、原谅……认可并重新整合那些家庭系统所拒绝或缺失的元素,是重新平衡及开启疗愈过程的关键所在。

当洞见被充分内化,个人的转化及家庭系统的重新平衡会自然来到。

原生家庭(父亲、母亲、兄弟姐妹及其他可能的直接联结)应当被首先关注。扩展家庭(包括爱情关系以及在家庭动力中扮演重要角色的人物)可以在后面添加上。

咨询对话:木偶家庭系统排列

(在来访者面前呈现一个装有 20 多个小木偶的篮子,其中有男女老少各种人物。)

咨询师:在这些小木偶中先选择一个代表你自己,在你4岁感觉孤
　　　　单的时候……(来访者把她自己放在一大张空白纸的中
　　　　间)好,现在是妈妈。她是怎样的感觉?你把她放在
　　　　哪里?

来访者:这里。(她把她母亲放在离她很远的地方,放在那张纸右
　　　　边的边缘上,面朝外)

咨询师:好。她是怎样的感受?

来访者:她忙着做事情,她在工作。

咨询师:好,现在你把爸爸放在哪里?

来访者:这里(她把父亲放在纸的对面,同样面朝外。那个代表她
　　　　自己的木偶单独站在中间)

咨询师:很好。现在,家里还有谁是重要的?

来访者:妈妈的姐姐。她站得离她近些(在她妈妈旁边放了另一
　　　　个女人,这次是面朝里,因为那个姨娘照看她)。

咨询师:好。还有谁?

来访者:爸爸的父母和弟弟。他们也很忙,没有多少时间照顾我。
　　　　(把他们放在了父亲一边,面朝外)

咨询师:还有别的人吗?

来访者:我有一些朋友,和我一起玩儿的孩子……

咨询师:嗯,朋友可以在这个范围之外。在你的家里,还有其他什
　　　　么人吗?

来访者:父母在我之前还有一个孩子,一个小男孩,但他在出生之
　　　　后很快就死了。他们从来都不提他……

咨询师:好,把他放进来。(把一个小男孩放在她之上,在纸上方的边缘,面朝她)……很好,嗯,妈妈的父母呢?

来访者:他们住在另一个小镇,离得很远。我不常见到他们。

咨询师:嗯,把他们也放进来(把他们放在角落,面朝妈妈及姨娘)。现在,感受一下摆出来的这幅图……你从中感受到什么?

来访者:孤单。

咨询师:你需要移动到哪里,或者你需要移动谁能让你感觉好些?

来访者:妈妈应该离我近些……

咨询师:嗯,把她放在一个更好的位置上。(把妈妈移到她的左边,面朝她)那妈妈的姐姐呢?

来访者:她可以和妈妈很近,但不要像之前那么近。(她相应地移动了姨娘)

咨询师:她们俩现在在那里都高兴了吗?

来访者:……是的……

咨询师:那爸爸呢?他最好的位置在哪里?

来访者:……(把爸爸放在她的右边,面朝她)……

咨询师:你现在在那个位置上感觉如何?

来访者:……压抑!他们现在离我太近了……

咨询师:怎样的位置会更好些?(把移动父母俩让父母和自己三个人站在一条线上,看着同一个方向,而姨娘、叔叔和祖父母依然在较远的地方)

来访者:好多了……

咨询师:现在,你的哥哥呢?他在那里高兴吗?

来访者:他也感觉孤单。

咨询师:给他一个正确的位置……(把哥哥放近些,就在妈妈身后,看着妈妈的后背)现在,我想请你对他说"我认可你的存在"(她重复),"我视你为家庭的一员"(她重复),"我在内心给你一个位置"(她重复),"你死了,我活着,这是我们的命运,这不是问题"(她重复)……用些事件真正感受一下这个新的情境、新的平衡……吸入这种感受……现在感觉怎样?

来访者:嗯……好多了……感觉到温暖,有一种联结感……

可能的疑问

问:这个木偶排列与绘画相似,再画出他们的家庭。两者可以整合到一起吗?

答:当然可以。在你看到可能有问题、有缠结的时候,你可以运用木偶。运用木偶的好处在于你可以让来访者把自己投射在任一家庭成员身上,与那个人的感受关联,识别其需要,然后移动家庭成员的代表物到更合适的位置,在那样的位置,感受将有所不同,每个人都感觉被接纳和认可。这种方式比绘画更富有动力,预示着一种新的平衡,将开启一个疗愈过程。

问:我们能用这个方法解决家庭当前的冲突吗?

答:是的,任何冲突都可以用这个方法。但你必须很清楚一件事情:只有爱能疗愈。一切都在于关爱和疗愈,而不是依据自己的兴趣寻求你的解决办法。你不能用这个方法把解决办法强加到别人身上，以任何方式操控他人。这不会有作用，而只会导致进一步的紧张。你唯一可以做的事情就是认可每个成员的需要，给他们适当的位置，让他们感觉到被接纳、关爱，感觉被纳入到系统之中。这是一个让团体系统的能量和谐的工具。当你把心灵的能量投射在这个系统上时，疗愈及变化将会被激发。

评估表

姓名：_____　　　　　　　　日期：_____年____月____日

籍贯：　　　　语言：　　　　出生日期：　　年龄：　性别：男/女
地址：　　　　　　　　　　　家庭状况：单身/自由关系（ ）已婚（ ）
　　　　　　　　　　　　　　　　　　　丧偶（ ）离异（ ）分居（ ）

家庭电话：　办公电话：　　　子女：
手机：　　　　　　　　　　　职业：
电邮：　　　　　　　　　　　转介自：

主诉：_____
以往心理咨询、治疗经历_____
药物：_____依赖倾向：酒精–香烟–毒品_____

睡眠：_____梦境：_____
反复出现的噩梦：_____
抑制性行为/决定：工作　　家庭　　情感　　性　　社交
恐惧症：
黑暗—雷电—火—幽闭—人群—桥梁—管道—水—眩晕—死亡—血—刀—车—精液—
强迫性行为：_____
记忆/健忘：_____
晕厥：_____
梦游：_____
遗尿：_____
特殊事件：_____
病史：_____
慢性头疼/背疼/骨盆疼：_____

亲密关系：_____
性：____愉悦/高潮：_____性欲过度/无性/负罪感：____
痉挛：____疼痛：____悲伤：____愤怒：____画面：____同一–异性恋：____
炎症：____恶心：____幻想：_____
第一次性交：____有处女红/无处女红：_____第一次接触
第一次高潮：_____第一次月经：_____手淫：____

父亲：_____
母亲：_____
家庭：_____
出生情况：_____

7

情感教育与超个人教育

7.1　新教育范式

　　在过去的 50 年里,越来越多的个体通过丰富多样的个人成长方法探索他们的能力和潜能。发端于 20 世纪 60 年代的人类潜能运动,最终导致人本主义心理学的发展,而这一运动的结果是,提升了人们对情商发展需要的觉察,并为人类提供了丰富的个人成长发展的新工具。这场人类历史上史无前例的强大运动,基于生命是一个学习过程的洞见。每个个体都有某些内在潜能发展的需要,这会帮助个体找到一种平衡感、一种内在力量、一种深层的幸福与自我实现。这场运动把重点放在个人的需要和动机上,认可人的选择及自我负责、自我定向的能力。而对滥用权力的挑战,这样一种意识会逐渐导向一个更为自然的世界,无力和服从会让路给负责任的民主参与。独裁政府对不再是无知或顺从的民众的剥削,变得愈加困难起来。

今天,大家已经广泛认可教育是一个社会更加繁荣的基本条件,而不再仅仅是文化、智力或技术的学习。"情商"变得与其他在学校学习的传统学科一样重要,甚至是更为重要。然而,在大多数国家,还没有整合一套适当且有效的关于情感教育的教育工具和策略方法,也很少有教师接受过适当的培训,大多数教师简单地认为这不属于他们职责的范围。另外,他们也忘了学习本身会受到学生情绪的影响。

在我看来,在学校里最重要的是不断发展对学生情感教育的意识,并提供一套有效实施情感教育的工具,对负责学生教育工作的成人亦然。在此,我想强调成功的学习不简单是智商的事情:它是感受、思维和行动的综合。实际上,情商会在很大程度上帮助个体清除学习上的障碍。我们知道情绪和感受对学习的能力有决定性的影响。学习是一种基于关系和支持性情感环境的协作过程。成功学习显然要求有一个积极的态度、强烈的自信心、一个清晰的目标(愿望)以及与情感关联的动力。儿童和其他任何人一样,是为某个人的爱而学习。如果没有爱的联结,学习的能力就会受到影响。所以,必须要考虑对教师和学生的情感教育,这是成功教育的一个至关重要的方面。

教育心理学已经阐明,只有自我发现、自我体验式的学习才会对行为有重大影响。因而,进行情商教育的教师应当知道如何促进学习,而不是关注提供信息和评估信息的吸收情况。有效的教学支持积极的学习、促进洞察力的培养,提供问题而非答案,聚焦"怎么样"而不是"为什么",提供支持性的反馈而不是指出失败。教师应当能够承认选择,关注赋予力量的部分,帮助学生看到自己的价值,彼此欣赏;应当能够认可到不同的学习风格和节奏,提供丰富多样的方法,包括非传统方法(视觉、听觉、运动觉以及基于身体语言、右脑智能的方法);应当喜欢团体过程和小组工作,能够推动一个温暖关爱的环境,承认和欢迎情绪、感受和需要……所有这些技能都需要在充分整合个人和社会技能的一个更为平衡的教育方法中得到发展。

显然,对情商教育教师适用的东西,对情商父母、领导或任何面对他人学习过程、动机或行为表现的人士同样适用。

我们可以用一个图呈现出情绪如何影响绩效:

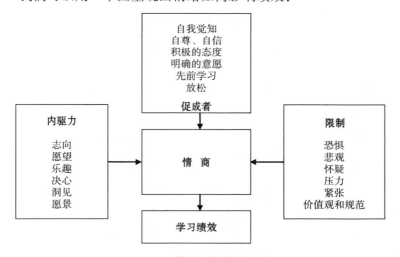

图7.1   情绪对绩效的影响

考虑到我们都对自己的内在有着基本的了解,所以个人成长与发展必须要关注揭示内在,而不是强加来自外在的任何价值观或思考模式。这一点为教育提供了一个新的视角:教育是一个唤醒沉睡的内在的过程,是一个彰显个体具体特质和潜力的过程。教育是一个"允许成为"的过程,而不是用格式化或模式化的东西去预先设置什么。我们所寻求的,不像是听话服从的小战士那样枯燥乏味的产品,他们不问任何问题而只会执行命令,完美地重复长官的声音。教育的目标是让富有创造性和负责任的个体得到发展,他们能够以自由、喜悦、成功的方式去舞动他们的生命。

这个视角当前在世界范围里的教育革新方法中已经变得愈加明显。在它充分地推广普及之前,依然还有很多工作要做,但我们显然是在正确的方向上行进。幸运的是,我们拥有丰富的工具方法让我们在这个方向上继续前行。

7.2 情感教育:目标、内容和策略

情商教育包括一个个体与他自身及周围环境相关的所有方面,它提供了关于身体、情绪、思维的学习过程,个人和社会发展的学习,同时也包括内在平衡和生活管理、澄清目标和识别成功的策略。

情感教育不是训练某种性格发展的机器,也不是一个提供心理学理论的心理课堂;不是一种智力理解,也不是另一个与压力或考试相关的"学习科目"。

相反,情感教育通过在支持性环境为受教育者提供体验和发展觉察的学习机会,它立足于团体动力,探讨包括个体与其自身及外在世界的关系等主题。情感教育与以下所有这些方面都相关:

▷ **身体意识**:健康,能量,性,平衡,临在,创造性表达,运动。

▷ **情绪管理及平衡**:识别感受,表达感受,释放和转化情绪能量,疗愈受伤的内在空间,自我负责,祛除对受伤内在空间的认

同,管理情绪,管理压力,回到内在并调和一致,表达爱、温柔、关心。

▷ **思维控制,思维力量**:意愿,注意力,专注,记忆,动力,灵感,冥想,意志力,毅力,自我管理,组织,结构,益智操,左右脑平衡。

▷ **社会教育**:关系和沟通技能,社会整合,信任和支持,共情,团体意识,合作,参与,尊重,正直,全球意识,环境意识。

▷ **自我实现**:自我觉察,自我评估,联结内在资源的能力,自尊,魄力,内在力量,创造性,成功学习,责任,做选择,设定目标,达成目标。

▷ **超个人教育**:身份和内在锚定,活在当下,品质和价值(爱、喜乐、意志力、信心、安全、乐观、感恩等),触及内在智慧,灵感,意义和目的,梦的工作,神圣感,冥想,庆祝。

我们可以看到,情感教育既在处理个体在垂直方向上的调谐一致,又在处理水平方向的整合一体。

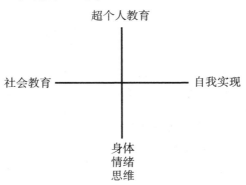

图 7.2　情感教育的相关方面

情感教育的具体工具包括游戏和乐趣,发展相互信任与合作的身体互动和联结,并利用团体动力激发参与者向彼此敞开,互相学习,分享感受和需要，协商要求，在发展更好的沟通策略时识别失败的沟通模式。其中，特别改编的教育活动旨在自我探索、自我评估和识别个人资源。身体工作将会帮助发展更好地锚定，而内在工作则帮助探索内在空间和回到中心。声音及剧场的工作可以用来探索自我表达的新模式。角色扮演和心理剧会提供探索不同视角的机会，从而可以祛除对自身模式的认同，发展与内在资源的联结。教育策略也包括环境的改变，以此推动对不同现实、感受、行为模式和内在资源的探索。

情感教育是体验取向的，它旨在创造洞见和新的个人技能。在充分运用言语及非言语沟通的时候，它为每个人提供了一个安全且令人兴奋的学习环境，认可每个个体特定的节奏和需要，营造出一个整合接纳、关爱支持、联结彼此的氛围，对每个人都发出邀请，让每个人都觉得值得庆祝，都可以展示，都会被激发灵感……①

7.3　超个人教育：目标、内容和策略

超个人教育与灵性或宗教教育不同，因为它重在教授经验而非概念或信念系统。它邀请人们去发现我们内在的东西，提供对我们深层的本质特性进行自我探索的机会。

超个人教育与情感教育也不同，因为它抵达之处超越了我们的人格面向（身体、情绪、思维）。情感教育聚焦于处理思想和情绪、沟通和关系技能，超个人教育关注于探索内在资源和自我实现。

---

① 关于情感教育策略和工具的更多更深入的实操内容，请参见我关于情商的著作。

　　超个人教育为发展与我们本性自我的强大联结提供了工具。它旨在内在调谐,实现我们深层特性的全部潜能,并把它带回到我们这个显化的世界。超个人教育假设,每个个体不仅可以找到我们称为本性、内在父母或真正特性的有着无尽力量的内在空间,而且每个人还可以按照自己的选择、自己的方式、自己的节奏自由行事。

　　总而言之,超个人教育的目标和内容与本书所阐述的内容是一致的,都是关于联结本性自我(锚定,临在)与调谐人格(责任,祛除认同,转化)。如同情感教育,它也以心灵为中心,但是包括回到中心的工具、内在工作、冥想、能量意识和系统意识。从放松、瑜伽、太极拳到冥想练习、释梦工作等,有很多方法提供了有用的练习和学习过程,都可以看做超个人教育的一部分。所有这些都很有价值,特别是它们倡导了一套关于健康、本性意识、内在掌控的整体方法。而且,与我是谁、我从哪里来、我要去哪里相关的问题不应该被回避。我们死后会发生什么? 我们的哪一部分会死亡、哪一部分不会? 我们是否可能活很多世? 我们的梦从哪里来? 是否有超越我们意识自我的那个维度存在? ……每个个体都会面对这些问题,超个人教育正是让我们敞开去探索这些议题。这个领域是"敏感"话题,因为它涉及的是宗教及科学都已经建立起强大信念系统的问题。信念系统导致很多人已经关闭了对任何深层理解的思维。在我看来,当封闭的信念系统的时代结束,我们就会进入一个有着开放的可能性的新时代。超个人教育当然欢迎质疑,欢迎开放性的视角、开放性的思维。事情的关键不在于去确认我们生活中的确定性,而在于探索现实中的复杂性;不在于去相信什么,而在于不断地探索。有很多有待探索的方面,也有很多可利用的信息来源。

　　超个人教育通过爱和展示来邀请个体。如果没有通过认可个体的自由选择和内在智慧从而赋予个体以力量,那就不会有有效的教育。超个人教育者是可以看到其所面对的个体之本性的人,并通过反射出他所看到和珍视的,成为他人前行的阶梯。超个人教育者可以是任何环境下的任何人:他/她知道如何赋予力量,他/她由心灵而行事,他/她展示出无条件的爱与接纳,他/她散发出平和、喜悦、光和力量。

在我们生活的所有领域,从家庭、学校到专业机构及个人成长机构的领跑者,肯定都需要一个更为聚焦、更有意向目标的教育方法。超个人教育至少是和情感教育、社会教育、智力教育、体育教育、艺术教育等同等重要。它为人们提供了内在锚定、目的感,联结那些发展其他技能而不可或缺的内在资源,最终获得幸福成功的人生。在我看来,情感教育是超个人教育的一个分支,而不是相反。情商如同成长和疗愈,是与我们本性自我保持内在一致的必然结果。所有旨在通过情感教育获得的技能,如沟通技能、关系技能、存在技能,所需的内在资源最终都要通过"内在父母"来提供。情感教育的超个人视角为我们增加了一个有力量的层面:每个个体都由内在成长,对休眠在深层内在或只是潜伏在表面之下的技能和特质敞开……教育便可以找到其真实的意义,教育是一个唤醒及让创造性绽放的过程,而不是吸收外在知识和模型的过程。

然而,因为可以理解的现实原因,通过情感教育来介绍超个人教育会更容易一些,这已经成为广为采用的一个必然。无需具体去讨论"超个人"这个术语的意义是什么,不论它灵性与否,适当与否。随着时间的推移,在下一代的成长过程中,它自然会自我证明。

我会欣然地看到,这个教育的新视角观点强有力地渗入到人类的意识和实践中,立于人们兴趣的高点,其基本原则获得广泛的认可,并得到进一步的发展。希望这本书为达成这个目标做出贡献。

结　语
个人成长与全球疗愈

人类意识的转换

　　历史当下的趋势显而易见：人类从一个个分割独立的国家主权及竞争关系进入到一个相互依存、全球联合、合作的世纪。信息科技、媒体、旅游以及跨文化的交流，正在重塑人们对彼此的认识。以欧洲为例，国家主动参与各种不同的合作，旨在和谐彼此之间的互动。从自由贸易协议到地区合作，从国际机构到非政府组织，我们这个世界已经变成一个小村落，没有任何事情会在没有人的关注之下发生。全球相互依存已经变成一个显然的事实，不仅是环境问题，对经济和政治问题来说也是如此。通过超越某个具体国家或文化的利益和价值观，人类得以超越局限、挖掘内在资源,从而释放巨大的潜能,这一点正在日益清晰。人们正在被召唤成为负责任的世界公民,个体的观念正在觉醒,他们认识到自身不需要再被文化界限所束缚局限。

在合作和统一的趋势之下,人类意识层面还有很多其他新的发展,环境意识和生活品质成为主要的议题。全世界的人们都日渐意识到他们自身的个人价值和力量,意识到他们需要自由和自我决定,意识到他们需要教育和尊重。他们想要诚实、正直、可靠的领导者。他们不会再让自己被独裁者操控、欺骗、剥削,而想要参与到对他们生活和环境的管理当中。尽管在消灭各种不同的虐待方面仍然有不少工作要做,民主、人权、商业中的诚实守信已经变成在全球得到公认的强烈要求。更为重要的是,在个人及灵性成长方面,人们有着不断增长的兴趣,有一种强烈地朝着内在成长的内在推动力,并不断地在朝着更高频率调谐振动。

人类意识的这个转变正在创造着对人类所有活动的更高水平的掌控,包括工作、家庭、商业和政治。这个和教义或组织无关,也无关宗教;而是和更高水平的觉察意识有关,和内化整合本性有关,和一种不断提升的对人类关照的意识有关,和地球上不断进化的人类意识有关。并且正把这种益处带给所有人。

我们都在历经这些不断展开的进化模式,作为个体我们所拥有的选择,也就是为了一个更好的世界我们是否加入这个进步性的运动。怀疑论者、悲观主义者和无知愚昧者有自由待在他们局限的思维框架里,继续按照同样老套的方式做事。但是他们不可能停止这个过程,他们只会经验到一种不断增强的、与出现的新主流的断裂感。

在前面的章节我们已经看到凡事皆能量,以及能量如何振动。我们看到意识如何与振动关联,高层的意识如何直接与高频率直接关联(意识愈加扩展,频率就会愈高)。当我们解决问题并转换我们的意识时,我们为地球提供的是高频的振动,地球的振动就在提升。但是问题不仅是"人类的振动在多大程度上影响地球?"同样还有另一个问题也至关重要:"地球的振动在多大程度上影响人类?"星球自身很可能有其生命周期,有其意识和进化过程。总之,地球之母会同太阳之父为我们提供我们所需的基本营养。

我们知道万事万物皆是能量,能量又是意识,那怎么可能只有死的物质呢?让我们假设并觉察地球自身深层的互动,地球自身在改变,在推动我们进行自身的进化发展。

这个趋势势不可挡,无法回头。在真正的和平与和谐在地球上实现之前,在真正的兄弟手足情谊与关心取代自我中心的利益争夺之前,我们依然还有段路要走,而此时我们正行进在正确的方向上。这影响着我们以及周围的整个生活。

旧能量与新能量

有人可能会说:"人类的本性就是那样,从来不会有任何变化。历史已经表明人类所发生的那些事情就是反复重复。战争、自私、分裂、疾病和痛苦,这些会永远不断地重复……"随着时间的推移,这个论断好像已经失去根基。任何事情都不再是以往的面貌,只要比较一下今天和30年前人们的意识就可以明白。看看今天的年轻人,看看今天的新一代,看看今天的儿童,他们的意识和他们的父母显然不同。他们想要不同的事物,他们有不同的潜力。事实是这个星球上正在终结旧能量,继而就会终结人类某些老旧的属性。这个进化的过程是不可避免的,它进入了我们的基因,修改了我们的行为。它不仅修改了我们体内的磁性,也修改了这个星球的磁性。它推动了人们的成长与调适。

全世界的媒体对这个新能量并不知晓,对他们来说这好像并不是新闻。他们完全沉浸在人类旧有的属性中,即事物的分裂是新闻而统一则不是新闻。然而,当一个阿拉伯人和一个犹太人可以互相对视,认为他们共属一个家庭,那才是真正的希望。当他们能够看到彼此的差异而不再相互杀戮,那么历史就有了改变的开始。这一切正在发生。互联网是一个重要的历史性的发展。地球上所有国家的公民可以没有任何边界地彼此会谈,所有国家的年轻人可以看到彼此,可以相互对话并发表意见。不管他们的国家怎样去压制这一切,他们都会去做,他们把整体性、多元文化的意识都放置在一起联结成一个网络。当一个人可以和世界上任何另一个人对话,就像是可以席卷全球的意识之流,这是新能量的一部分。年轻人知道这一切,他们正在引领这一切。

这个转变使得人类到达了一个与以往历史上的任何时代都大为不同的地方。旧的能量仍然还会与我们在一起一段时间,它还会继续制造一些我们会认为是问题的事情。但是问题、紧张和冲突实际上应当被看做"净化"过程的一部分。当我们在净化世界经济的时候,我们会看到一个新的范式出现。它必须是充满了正直诚实,带着对生命整体的关爱,最终将代表这个星球上的一种新的一致。这种一致将会带来我们人类社会的管理方式的深层改变。

这是不是意味着我们就可以自我满意地放松,等着好日子自然来到?显然不是。我们都是这个过程中密切的一部分。如果我们不想要独裁、不想要战争,如果我们想要一个基于关爱与真诚的环境,我们个人的责任就是要确保我们不在我们的生活及我们自身的存在中喂养独裁的能量、冲突及粗心大意。我们的责任是展示那些我们想要在人类社会中普遍看到的品质。我们的选择是显而易见的:我们是要加入这个新能量的浪潮(添加这种力量),还是选择待在旧能量之中?每个人都要为自己做选择,而且任何人都不应被施加压力或受到评判。不过这个选择会带给个体深层的影响:要么使生活更容易,要么让生活更艰难;要么是吸引愉悦与和谐进入我们的生活,要么让我们陷入紧张与问题中。这些选择非常简单和实际,和我们所做的不太相关,和我们所参与的活动也不相关,而是和我们如何看、如何想有关,和我们每天的生活选择如何感受相关。当我们觉察到我们内在的神性,与我们的本性联结,闪耀出我们的内在之光,那么我们就完美地实现了我们的任务。归根结底,也就是生活在不被恐惧影响的意识中。我们需要开始生活在现在,实现充满关爱、完整诚实的生活方式,生活在信任中,相信生活会提供我们需要的任何事物。

若要带来这些,则要求有一些个人的工作,一些内在的成长和疗愈。我们必须转化未解决的情绪能量,我们必须坚定地锚定在内在父母的空间,拥抱我们受伤的内在空间。

当我们个体的意识开始与新的振动相匹配,我们的 DNA 就开始提高其效能。我们的身体和情绪体可以找到新的力量,我们的思维及灵性力量便得到发展。不平衡会得到疗愈,我们的生活会变得更有灵感激情、更为和谐、更加成功。我们的免疫系统在新能量中会得到显著的提高,这会让我们活得更健康、更长寿。

然而,在我们做这个内在工作的同时,请记住我们并不是在为一己的利益单独工作。我们所转化的远远不只是个人自身的能量,而是积极参与在清理这个星球的能量系统中。我们在为我们的孩子创造一个新的星球、新的家。我们在为这个转变添加我们自身的光亮。

商业与管理的新范式

当人类很重大的一部分都与本性协调一致的时候,人类社会会是怎样的呢?肯定会迥然不同。高层的意识会带来一个新世界:目标和策略都被重新评估。态度将得以改变,因而我们会吸引到完全不同的机会。新发现会改变我们的生活,就像电力的发现改变我们祖先的生活那样。但是,最重要的改变是在商业及政治活动中的真诚的关注和普遍的诚实。这将会提供一种非常不同的安全感,一种对资源和繁荣更好的贡献。在我们开始理解分裂会制造混乱,而统一会创造和平及繁荣之后,我们应当持续不断地把事物放在一起看,而不是把它们分割开来看。我们应当期待更多政治、经济联合会,更少的边界、更少的货币,以及更少的为了个人利益的投机行为。

本性的特性在实际生活中意味着人们变得更为合作,更加关心人、信任人,更加完整,更加可靠,更加负责。我们可以期待朋辈系统、互助性网络系统、互相交流项目、基于信任的行动方案等得到强有力的发展。

对全球经济和商业的意义在于:服务意识的明显增强,满足顾客需求能力的提升,提供真正有品质的产品,对包括员工及顾客在内的所有人的尊重。保证生态安全且友好的生产方法,公平的价格,公平的利益分配,都是其中的一部分。所有活动的真正可持续性应当有这样一个绝对的要求:即一个更加限制性的增长,对环境有一个更高水平的意识。由此,自由贸易(主要为跨国公司的利益服务)应当与对小规模经济和地区的产品的有效支持保持平衡,同时应当给非盈利取向的工作以更多的空间、支持和认可。

对管理的意义在于:真正民主、负责、公开透明的提升与普遍化。当下,在所有国家所有政府的水平上,依然存在民主的欠缺,包括美国和欧盟。政府在充分满足人民关于健康、参与、自由等正当需要的事务中还有很大的提升空间。政府是为人民服务的,而非相反。新能量终究会终结独裁政权以及寡头政治①,而这些在今天的世界依然广泛存在。

团结是人类的生存之道,分离或分裂促使人类灭亡。然而,团结并非意味着一致,团结并不必然指一个强大的中央集权或独裁的政府。团结应当尊重多样性,为差异留下空间,应当有一定程度上的区域或地方自主性。但是,信任是合作中的一个最主要的元素。一旦普遍拥有信任,一旦人们开始以可信赖的方式彼此关心,合作机制就可以变得更为有效。当地区或国家放下恐惧,界限便同样可以放下。最终,世界将拥有更少的货币,不再受到操控和投机的影响,这会推动经济的稳定发展和社会福利的实现。国际组织应当逐渐获得权力和效率,发展出适合对相关议题进行合作管理的工具方法。

作为政府责任的一部分,应当更为有效地实施清晰的法律规定,对

---

① 寡头政治,不仅是在政府事务中服从少数人统治的政治,而且是在任何团体,如一个教堂、工会、学校,或者任何其他机关中,系由少数人所管治者,均可称为寡头政治。

滥用权力、过度盈利、投机炒作、过度开发资源和人力等实施更严格的法规。

在世界范围内更好地实施人权,所有人有平等的权利,有效保护弱势群体,义务教育,公平贸易,公平分配,减小贫富差距,等等。

所有这些都只是愿望性的想法,还是单纯的智力推测?或者是被激发的愿景?……在我看来,都不是。今天,我们为了看见所有发生的,只需要去看看这个世界,只需要去理解我们所观察到的。在这本书已经探讨的内容里,我们已经明显看到进步的趋势,人类在朝着趋近本性的方向成长。只是近了一步,前面还有很多步。但这是重要的一步,这一步就可以彻底改变这个星球上的生命。我们对一个更为和谐、和平、可持续发展的社会的渴望,正在接近显化为现实。

所以,我们知道我们必须要做的事情。所有这些都已经在我们眼前展开,为人类展现了一个更好的未来。我们所有人必须要做的是"处在平和安宁之中,知道一切都好"。做好我们的内在工作,散发出我们的内在之光。在喜悦和庆祝中,信任这个过程。对我们周围的一切传递出祝福,不论他们在其中扮演怎样的角色。

译后记

与本性联结

内在父母在哪里？本性治疗是什么？

在回答这个问题之前，请允许我说说自己，因为这些画面就是我理解的内在父母、本性治疗。

又是一个暑期来临，我的生日就不远了。母亲说我出生的 1978 年，家乡大旱，我的外奶（外婆）和家里的一个什么奶奶要跑到很远的池塘里给我洗尿布。我的大姐那年正在准备参加高考，回家里拿蚊帐，却碰到我的出生，整夜没睡，给我搧风驱蚊，结果弄得胳膊酸疼。在 34 岁之前，我从来没有如此清晰地看到这一幕一幕……作为家里的第六个女儿，我的出生一定没有让他们有多少喜悦。然而，我似乎也从来没有感受到过他们的失望。三哥的意外夭折，使得我和六姐来到这个世界。在青少年时期，我非常渴望有个哥哥，很多时候又感觉到我和三哥的联结，似乎我的体内流淌着他的血液……我是谁？

11 岁的时候，我被母亲发现脊椎侧弯，1989 年秋季来北京就医，然后是长达 9 年的支具矫正。酷热的夏天，依然要戴着厚厚的几乎覆盖整个上身的支具架,哪怕皮肤被磨破;睡觉的时候依然要戴着,只有洗澡的间歇可以拿下来。然而印在记忆中的,却是父亲曾经不经意的一个邀请:你可以写写你的这个朋友啊?!十多岁的我并没有真的像父亲建议的那样去写一篇关于我的支具架的作文,然而这句话却一直陪伴着我,给了我很多力量!这是多么积极正向的一句话,它从某种程度上改变了我和脊椎侧弯之间的关系。

15岁时,我考上肥西师范学校。父母担心我的身体,希望我能够自立,上了中师总是可以养活自己的。未能上重点高中考大学的我一度沮丧失望。然而三年的中师生活,让我铭记"以陶为师,献身教育",这也奠定了我做教师的基础。更重要的是,让我学会了自制自律,让我懂得了为自己的内在而学习。班主任老师给我的毕业赠言"Still Waters Run Deep"一直珍藏心间,成为我应对内在和外在挑战的法宝。

19岁时,我幸运地,更准确地说,是幸福地,躺在北京协和医院的骨科病房里接受手术治疗。一切都还为时不晚。因为侧弯度数太大,还需要提前安排一次辅助手术。年近60的老母一人陪伴着我,她用颤抖着的做农活的粗糙有力的手,歪歪斜斜的认真地签署手术知情同意书。手术后已经苏醒的我,听到主刀的王以朋大夫摸着我的指甲盖说,不用输血,没问题。母亲在一旁看着没有血色、嘴唇发紫的我,大夫的那种温暖体贴,不仅对母亲是一种安慰,更是让我感觉到一种力量与信心。

即使是家里的第六个女儿,即使脊椎侧弯,我也没有感觉到父母家人对我的嫌弃。虽然因为黑被姐们讥为"非洲人",但好像那也没有什么伤害。五姐和六姐彼此也被分别贴上"葡萄牙(门牙略微外凸)"和"西班牙(门牙中间有空隙)"的绰号。我记得的是,母亲在我小时候给我细黄的头发上抹鹅油，说那样头发就会长得又黑又粗。现在，我的头发果真是又黑又粗，我怀疑那究竟是母亲的爱还是鹅油的作用。这些童年的记忆，变成有趣的温暖萦绕在我的心间。

说这么多，跟本性何关？

2005年国庆期间，父亲离世。当我在读《陪伴生命》这本书时，我对父亲意识清醒而平和安详地离开这个世界，愈加感动与钦佩。他当时要求从医院回家，感恩家人尊重了父亲的意愿。父亲躺在那张与母亲共睡了若干年的床上，他已经没有力气，却清楚地摊开他的左右手，让我和六姐分别握着他的手，说只要亲人拉着他的手，他就不会走……他这么说的时候，十分地安详宁静，没有丝毫的挣扎，只是气息越来越淡。这是我第一次陪伴一个人走完人生的最后一程，没想到父亲竟然送给我如此的礼物。

我并不是要说，我有多么完美的父母。

我想说：

当我们找到内在的父母，这一生就不会孤单无助。

当我们和自己的本性联结，死亡就不再是一种悲剧。

倪男奇

2012年7月7日于北京力鸿花园

名词中英文对照表

确认	Affirmations
年龄回溯	Age-regression
信念模式	Belief patterns
戴维·玻姆	Bohm，David
呼吸	Breathing
选择	Choice
有意识的	Conscious
意识	Consciousness
释放情绪	Discharging emotions
祛除认同	Disidentifying
梦境	Dreams
二元性	Duality
情感教育	Emotional education
情绪能量	Emotional energy

能量	Energy
能量场	Energy fields
能量心理学	Energy psychology
本性治疗	Essence therapy
本性,本性自我	Essence，Essential Self
现代心理学的四个浪潮	Four waves of modern psychology
频率(振动)	Frequencies（vibration）
成长	Growth
更高的智慧	Higher intelligence
高我	Higher self
人本主义心理学	Humanistic psychology
第一百只猴子效应	Hundredth monkey effect
内在小孩	Inner child
内在父母	Inner Parent
智能设计	Intelligent design
意愿	Intention
克里昂	Kryon
吸引	Law of attraction
律光	Light
线性	Linear(ity)
低我	Lower self
放大	Magnifying
冥想	Meditation
形态场	Morphogenic fields
多维性	Multidimensional(ity)

个人成长	Personal development
人格	Personality
管道	Pipeline
临在	Presencing
精神综合法	Psychosynthesis
重构	Reframing
责任	Responsibility
角色扮演	Role-play
自我	Self
鲁伯特·谢尔德雷克	Sheldrake, Rupert
潜意识的	Subconscious
子人格	Subpersonalities
超越意识的	Supraconscious
共时性	Synchronicities
系统	System
系统心理学	System psychology
系统性思维	Systemic Thinking
系统论	Systems Theory
能量转化	Transmutation of energy
超个人教育	Transpersonal education
超个人范式	Transpersonal paradigm
超个人心理学	Transpersonal psychology
观想	Visualization

参考书目

Assagioli, R. *Psychosynthesis* . New York: Hobbs Dorman, 1965. (Reprints 1971 – 1976 by Viking, 1976 – 1984 by Penguin, 2000 by the Synthesis Centre)

Assagioli, R. *The act of will* . Wocking, England: David Platts Publishing Company, 1999. (original Penguin, 1973)

Aurobindo, *The Upanishads* ; ´The Great Aranyaka´, Sri Aurobindo Ashram Press, 1971

Aurobindo, *The Synthesis of Yoga* , ´Toward a Supramental Time Vision´, Sri Aurobindo Ashram Press, 1976

Aurobindo, "The Life Divine"

Barker, C. R. *The power of decision* . New York: Dodd Mead, 1966, 1988.

Brennan, B. *Hands of light* . New York: Bantam, 1987.

Brennan, B. *Light emerging* . New York: Bantam, 1993.

Chopra, D. *Quantum healing* . New York: Bantam, 1989.

Close, Edward R. , *Transcendental Physics* , 1997.

Collinge, W. *Subtle energy* . New York: Warner, 1997.

Crampton, Martha, *Guided imagery: a psychosynthesis approach* . Published on a CD, The works of Martha Crampton. Amherst: Synthesis Distribution, 2005. Originally published as Crampton, M. An historical survey of mental imagery techniques in psychotherapy and description of the dialogic imagery method. Montreal, Canadian Institute of Psychosynthesis, 1974.

Eden, D. *Energy medicine* . New York: Tarcher/Putnam, 1998.

Feinstein, D. , Eden, D. , & Craig, G. *The promise of energy psychology* . New York: Tarcher/Putnam, 2005.

Gendlin, E. *Focusing* . New York: Everest House, 1978.

Hartung, J. , Galvin, M. , & Gallo, F. *Energy psychology and EMDR: combining forces to optimize treatment* . New York: Norton, 2003.

Hawkins, D. *Power vs. force* . Sedona: Veritas, 1995.

Hunt, V. *Infinite mind: the science of human vibrations* . Malibu: Malibu Publishing, 1989.

Institute of Noetic Sciences. *Subtle energy: the medicine of tomorrow* . Shift, 2006, 10. 1-48.

Jung, C. G. *Interpretation of visions VII* , Spring 1967, pp. 100-101.

Kabat-Zinn, J. *Wherever you go, there you are: mindfulness meditation in everyday life* . New York: Hyperion, 1994, 2005.

Leonard, G. and Murphy, M. *The life we are given* . New York:

Tarcher,1995.

Mindell,A. *The quantum mind and healing: how to listen to and respond to your body's symptoms* . Charlottesville: Hampton Roads Publishing,2004.

Myss,C. *Energy anatomy* . (Audio). Boulder: Sounds True,1997.

Pellegrino,JW, *"Integrated Theory of Intelligence"*, 1984

Perls, F. et al *Gestalt therapy: excitement and growth in the human personality* . New York: Julian Press,1951.

Ruskan,J. *Emotional clearing* . New York: Broadway Books,2000.

Tolle,Eckhart. *The power of now* . Novato: New World Library,1999

Tolle,Eckhart. *A New Earth: Awakening to Your Life's Purpose.*

Brennan, *History and Systems Psychology* ,Prentice Hall,1994

Molly Young Brown, *Psychosynthesis – A "Systems" Psychology?* ,

Kenyon B. De Greene,Earl A. Alluisi, *Systems Psychology* ,McGraw–Hill (1970).

Gerber,Richard,M. D. *Vibrational Medicine* (Santa Fe,NM: Bear & Company,1988)

Oschman,James L., *Energy Medicine: The Scientific Basis* (New York, Churchill Livingstone,2000)

Hwaa Irfan , *"Vibrational Medicine And The Human Energy Field"* ,2001

Maslow, *Towards a Psychology of Being*

Maslow, *The Farther Reaches of Human Nature*

Teilhard de Chardin,Pierre, "The Phenomenon of Man",

Norelli–Bachelet,Patrizia, *The New Way* , (Aeon Books,1983)

Keepin, Will, *David Bohm*, (Noetic Sciences Review, Summer 1996)

Bohm, David, *Wholeness and the Implicate Order*, (Routledge Press, 1980)

Hawking, Stephen W., *A Brief History of Time*, (Bantam Books, 1988)

Dyczkowski, Mark S. G., *The Doctrine of Vibration; an Analysis of the Doctrines and Practices of Kashmir Shaivism*, (SUNY Press, Albany, 1987)

Laszlo, Ervin, *The Creative Cosmos, A Unified Science of Matter, Life and Mind,* (Floris Books, 1993)

Bentov, Itzhak, *Stalking the Wild Pendulum; On the Mechanics of Consciousness,* (Bantam Books, 1977)

Tiller, William A. , , *What the Bleep do We Know*

Tiller, William A. , *Conscious Acts of Creation: The Emergence of a New Physics*

Tiller, William A. , *Some Science Adventures with Real Magic*

Tiller, William A. , *Science and Human Transformation – Subtle Energies, Intentionality and Consciousness*. 1997.

米杉系列培训简介

主题一:本性心理治疗理论与实务系列培训

第I阶——探索内在父母

别开生面的培训　体验自我未知的部分　体验与他人真实的联结

以超个人心理学为基础的个人成长和疗愈方法,集中关注个体的内部资源。我们每个人都具有进入无限内部能量的潜能。潜能在哪里? 如何找到? 怎样提高这种能够引导我们富有能量和幸福生活的技能? 这正是我们培训的内容。

我们自身的本质(本性)是一种积极而真实的体验,而不是一个概念或讨论的术语。它是一个普遍存在于我们每个人内心的清晰的空间,是我们可以选择让意识进入的诸多不同空间"状态"中的一个。从选择的这个空间,我们能够体验到开放、平和、信任、关爱的真实感受。在这样一个与我们内在"更高存在"的联结当中,我们对人对事都会有不同的观察、不同的思考和不同的感受。

你将会在培训中非常直接地体验、感受米杉本性心理治疗在成长和疗愈方面的主要原则。学员可以期待从中获得全新的、深入的、富有能量地看待生活的视角,在重构内在世界的同时掌握改变外在生活的关键密钥。

本性心理治疗是由三阶培训组成的系列培训课程,第I阶向任何对个人和灵性成长感兴趣的人们开放。它也是那些希望继续学习米杉本性心理治疗 II 阶、III 阶的心理咨询师的第一步,因为这次培训提供的是帮助来访者同时也是帮助咨询师增强能量的最基本方法。

【培训形式】:互动游戏、内在工作、实操演示、小组练习以及大组分享与汇报

日期	第 I 阶　主要内容
第一天	**赋予能量:探索表达我们有能量的自我的选择与态度** 当我们彼此之间用意想不到的新方法建立联结时,我们将看到识别选择、承担责任、正视现在和自我表达。怎样识别和祛除受害者的模式?怎样创造我们想要的生活?怎样为我们在每个情况下做出的选择承担责任?怎样用足够有能量的表达来代替我们的害怕和顺从?在第 1 天的培训中,我们将通过具体的方法探索体验从受伤的意识状态转变为对生活负责任的创造者,从无能为力到富有能量,从混乱模糊到目标清晰,从比较、评判、争斗、拒绝、抵制……转变为接纳、放下、呼吸、感受、观察、看到事物本来的样子。
第二天	**认同:找到内在父母** 我们究竟是谁?什么是本性?怎样进入本性?怎样区别存在(being)与经历(experiencing)?怎样进入我们有资源的内部空间并祛除对受伤的内在空间的认同?怎样锚定在我们资源丰富的内在空间?第 2 天的培训中,我们将实际探索感受内在父母与内在小孩的意义,并探讨怎样与这些概念一起工作。

第三天	**疗愈:疗愈我们未解决的情绪问题** 生活中的问题常常是未解决的情绪问题的反映,根源于我们的童年创伤。如何从未解决的情绪模式中释放出来?如何把情绪识别为身体中的感受,而非用头脑看成是问题?如何与情绪能量一起工作?我们将探索从过去或未来视角转换到此时此地,从头脑转换到身体。我们将看到基于从低能量到高能量转换的整个疗愈过程。
第四天	**探索童年:识别我们的优势和局限** 倾听我们受伤的内在小孩,识别我们继承于过去和家庭环境的模式。我们将看到内化的父母的模式是如何在我们的生活中再现的,从而脱离那些限制性的模式。第4天将关注自我认知,评估优点与弱点,探索自我接纳、自爱,以及如何表达爱、如何接受爱。
第五天	**释梦介绍:梦在自我成长和疗愈过程中可以怎样帮助我们** 梦在我们成长与疗愈过程中扮演着重要的角色。梦可以用来联结内在空间,识别未被发现认可的内在资源。我们为什么会做梦?梦从哪里来?怎样与梦一起工作?第5天实操探索如何理解意象语言,如何识别梦的讯息,如何运用梦来达到个人成长。

第 II 阶——核心原则

本性心理治疗提供一套整合的咨询治疗方法,它以超个人视角为出发点,同时以身体为中心,并运用焦点解决法。本性心理治疗的目的就是锚定资源,与充满力量的内在空间(内在父母)重建内在联结,以此疗愈受伤的内在空间（可以称为受伤的内在小孩）。它以身体为中心，因为它的解决方法关注在身体层面未解决的情绪能量的转化。它同时聚焦问题解决，强调在达成内在与外在转化中找出新的选择和具体实操的步骤。

本性心理治疗将咨询集中在内在工作（inner work），而不是仅仅运用谈话的形式。除了倾听、共情和给予支持，咨询师还给来访者提供必要的引领，帮助来访者识别和进入到自己不同的内在空间（受伤的内在空间和资源性的内在空间），与它们一起工作并重获能量。咨询师要教授一些技巧，而非聚焦于解决具体问题。本性心理治疗提供了一套简单有效的转化情绪能量的方法，使来访者摆脱未解决的情绪模式。

为了达成以上目标，本性治疗师要确保在咨询治疗过程中帮助来访者体验并整合以下 7 个方面：

1. **责任**：一切关乎于我；

2. **锚定**：寻找内在父母；

3. **临在**：此时，此地，在我的身体（识别议题在身体层面的感受）；

4. **放大**：对存在的一切保持开放（倾听受伤的内在小孩）；

5. **转化**：尚未解决的情绪能量（把它带入到内在父母的空间）；

6. **祛除认同**：我选择成为谁？（我选择认同什么内在空间？）；

7. **整合改变**：制定具体实操步骤。

除了基于这些核心原则的训练，还将探索一系列补充性的技能，具体包括：

1. 引领一个评估会谈（与来访者的第一次会谈）；

2. 提供一个聚焦于问题解决的方案；

3. 识别需求和设定目标；

4. 识别和重构信念模式;

5. 澄清意愿,明确目标;

6. 处理性相关问题;

7. 减少创伤事件的影响。

尽管本性心理治疗方法不能解决所有可能的案例和满足所有的临床需要,但它对于解决大部分个案是基本的、有效的。它使咨询师更易于理解他们的工作内容,并提供了可遵循的基本原则。同时,它也为咨询师提供了很多的洞见和工具,使咨询师的工作更容易且有效。

【培训形式】理论讲解、案例工作和演示、小组的实操训练

日期	第Ⅱ阶　主要内容
第一天	● **内在父母**–内在小孩概念小结。 ● 进入内部空间;**锚定资源**;引导内在工作:识别和转化情绪能量。
第二天	● 倾听身体,敞开面对受伤的内在小孩。 ● 引导一个评估会谈;识别和处理内化的父母模型;脱离受限的模式。
第三天	● 练习焦点解决方法。 ● 识别需要,设定目标,做出新选择。 ● 重构信念模式;明确表达有能量的誓言。 ● 澄清意愿,明晰目标。
第四天	● 对性相关问题工作;处理性创伤;降低创伤记忆的影响。

第五天	● 更多关于梦的工作。 ● 重述梦境并识别梦的讯息。 ● 通过梦进入内在空间:敞开面对受伤的内在空间,转换视角并进入资源性的内在空间。

第Ⅲ阶——深化本性心理治疗练习

咨询师的5天进阶培训

在本性心理治疗Ⅱ阶的基础上,本次培训集中于本性心理治疗方法的进阶训练,只面向已经完成本性心理治疗Ⅰ阶和Ⅱ阶培训的心理咨询师。本性心理治疗的核心原则和相应的工具将在老师和学员中演练和展示。培训将进一步集中在引导年龄回溯,包括更好地引导来访者进入潜在的未发现的记忆和内容。参加者将被邀请分享关于自己的案例及梦境等可能的问题。梦的处理也将是培训的一部分。

日期	第Ⅲ阶　主要内容
第一天	● 本性心理治疗核心原则的小结:锚定资源,识别身体的感受,转化情绪能量。 ● 演示,大组及小组训练。探讨个案报告。

第二天	● 承担责任、重构信念模式、识别需求、设定目标等的小结。 ● 演示,大组及小组训练。探讨个案报告。 ● 对具体的问题或症状进行工作(如抑郁症、性创伤)。
第三天	● 引导年龄回溯(发现与童年创伤相关的被压抑的记忆)。 ● 演示,大组及小组训练。
第四天	● 关于年龄回溯的更多的训练。 ● 探索回溯工作和梦工作之间的可能的联结。
第五天	● 更多梦的工作训练。 ● 改写梦境和识别梦信息。 ● 通过梦进入内部空间:面对受伤的内部空间,转换观点并且逐步进入资源丰富的内部空间。

"本性心理治疗理论与实务系列培训"后续培训说明:

本性心理治疗高阶督导:全部成功完成米杉本性心理治疗三个阶段培训的学员,欢迎作为老学员再次参加米杉各阶段的培训课程。学员在培训中将被赋予特殊的任务,接受个人督导,一旦达到所要求的水平,将被邀请作为培训助手参加培训。

主题二:释梦心理治疗理论与实务培训

第Ⅰ阶课程——从释梦中成长

　　梦在我们的生活中扮演着重要角色,远比我们认为的要重要得多。梦不但参与我们的问题解决以及学习等过程,而且为我们提供有用且可靠的成长和疗愈的线索。

　　比利时心理专家 Michel(米杉)对梦进行工作的方法博采众家之长,简单有效且容易实操。他在卡尔·荣格的主观水平的释梦法的基础上进行创新,其方法已远远不止是一系列智力上的"解释"。他邀请梦者进入内在空间,发现新的内在资源。梦邀请我们去看到它们所指向的非常具体的更深层的议题,让我们做出更为适当的选择。我们大多数的梦都为我们提供了个人及精神成长的有价值的指引。

　　在培训中,我们将探索如何把象征性的隐喻言语转译成清晰明确的有意义的信息,如何发现内在资源并解决梦所指向的个人议题。在探索个人梦境及议题的同时,培训会提供学习新技能的机会。我们还会去探究不同类型的梦,如噩梦、反复出现的梦、警告性的梦、预兆性的梦、性梦、灵性梦,等等。每个单元的学习都包括理论研习和对学员个体梦境的实操演练。

日期	第I阶　主要内容
第一天	● 介绍超个人观点:我们为什么做梦? 我们的梦起源何处? 梦商和梦的可靠性。梦在生理和心理层面的功能。 ● 个案演示:叙述梦境故事;识别梦境要素;转译梦境故事;识别梦的信息。 ● 引导内在工作:呼吸、观想、进入内在空间。 ● 探索梦境语言:梦中角色,梦如何表达我们的子人格,如何理解和翻译隐喻的语言。 ● 小组工作和梦的报告。 ● 梦的加工处理,识别资源性要素,进入资源空间,解决梦所指向的现实问题。提问和回答。
第二天	● 引导内在工作:识别内部空间。内在父母和受伤的内在小孩。角色扮演梦中资源性的视角。 ● 探索梦境语言:梦中的场景、视野、自然元素、地点、建筑和房屋等。 ● 更深入地对梦者个案进行工作:个人和小组工作,梦的加工处理,识别资源性要素,进入资源空间,解决梦所指向的现实问题。提问和回答。

第三天	● 梦境与情绪:识别水这一象征物的丰富多样的表达。怪物、噩梦、反复出现的梦、暴力性的梦。 ● 如何针对情绪能量进行工作:识别身体中的感受,转化感受。 ● 引导内在工作:转化情绪能量,由呼吸带入内心。 ● 小组工作:练习对梦境的转译与重写。 ● 探索梦境语言:不同的物件;警告性梦境,时间的预言,一个延展的"现在"视角。相信梦。 ● 更深入地对梦者个案进行工作:梦的加工处理,识别资源性要素,进入资源空间,解决梦所指向的现实问题。提问和回答。
第四天	● 引导内在工作:扎根锚定在资源性的空间。 ● 识别现实生活中的问题并解决问题。 ● 探索梦境语言:动物及身体部位;梦境中的死亡;性梦,灵性梦,转世梦。 ● 更深入地对梦者个案进行工作:梦的加工处理,识别资源性要素,进入资源空间,解决梦所指向的现实问题。提问和回答。

第 II 阶课程——超越释梦:梦的处理与疗愈

一次又一次,我们看到梦境中包含联结内在空间的有价值的线索。对梦可以做的工作远远不止于理解其中的意义信息。梦通常是在邀请梦者去做更重要的疗愈工作,为此需要一些具体特别的技能。角色扮演资源性的梦境要素,祛除对受伤的内在空间的认同,转化情绪能量……本次培训把梦的工作看做治疗过程中关键的组成部分。

培训对象是那些在咨询中与来访者的梦进行工作、并希望提升相关能力的咨询师,同时已经成功完成米杉《释梦心理治疗 I 阶》课程的学员。培训集中在释梦心理治疗的三个主要方面:

▷　转译梦境的隐喻性语言;

▷　处理梦境:引领梦者内在资源,疗愈受伤的内在空间;

▷　识别未解决的情绪问题的信号指示,以及识别治疗的进展。

日期	第Ⅱ阶　主要内容
第一天	● 回顾释梦工作的基本原则,识别不同种类的梦。 ● 探索隐喻性语言,重述梦境故事,识别梦的信息。 ● 针对学员的梦境进行工作,练习重述及梦的报告。 ● 识别处理梦境的指导原则:识别资源性要素,访问资源性的内在空间,解决梦境所指的真实生活问题。

第二天	● 引导内在工作:怎样用内在空间进行工作? 明晰引导的原则,角色扮演梦中资源性的视角。 ● 更深入地与梦者个案工作。个别及小组练习。
第三天	● 梦与情绪:如何与情绪能量进行工作? 识别身体中的感觉,转化情绪能量,引导内在工作。 ● 小组工作:处理梦境的练习,识别资源要素,联结资源性的内在空间。 ● 创造性的梦工作:改变或完成梦境故事;图画或重演梦境。
第四天	● 梦的咨询:什么是与梦工作相关的特殊的咨询策略? 什么是未解决的情绪问题或创伤的梦境信号? 什么是治疗过程的梦信号? 演示和练习。 ● 如何与性梦、转世再生梦、灵性梦进行工作? ● 精神疾病者的梦。